Aus Natur und Geisteswelt
Sammlung wissenschaftlich-gemeinverständlicher Darstellungen

199. Band

Hypnotismus und Suggestion

Von

Dr. E. Trömner
Nervenarzt in Hamburg

Vierte, verbesserte Auflage

17. bis 21. Tausend

Springer Fachmedien Wiesbaden GmbH 1922

ISBN 978-3-663-15355-9 ISBN 978-3-663-15925-4 (eBook)
DOI 10.1007/978-3-663-15925-4

Schutzformel für die Vereinigten Staaten von Amerika:
Copyright 1922 by Springer Fachmedien Wiesbaden
Ursprünglich erschienen bei B.G. Teubner in Leipzig 1922.

Alle Rechte, einschließlich des Übersetzungsrechts, vorbehalten

Vorwort zur vierten Auflage.

Die Stürme der vergangenen Jahre, welche soviel ragende Stämme des deutschen Waldes niederlegten, soviel Kronen edelster deutscher Kultur entblätterten, haben auch in vielen Gelehrtenstuben Fragen aufgewirbelt, welche sonst in traditioneller Unberührtheit liegen geblieben oder erst in Jahrzehnten langsamer Lösung entgegengereift wären. Auch die Lehre von der Suggestion wurde durch sie zwar nicht in ihren Grundfesten erschüttert, aber doch um bedeutende Anstöße zur Ergreifung der Zeitprobleme bereichert. War es im Revolutionsjahr die bald befruchtende, bald verheerende Wirkung der Massensuggestion, so bescherte uns die dem moralischen Zusammenbruch des deutschen Macht- und Kulturbewußtseins folgende Zeit intellektueller Verwahrlosung eine Erneuerung mystischer und okkulter Strebungen, welche uns etwa an die Zeit nach dem Dreißigjährigen Krieg erinnert. — Unter den Quellen dieser Renaissance der Wunder- und Ammenmärchen ist die Suggestion eine der wichtigsten. Beiden Erscheinungen wurden deshalb kurz zusammenfassende Betrachtungen gewidmet. Endlich wurde die sogenannte tierische Hypnose kurzer Umarbeitung unterzogen.

Hamburg, September 1921.

Der Verfasser.

Inhaltsübersicht.

	Seite
Vorwort zur vierten Auflage	3
Einleitung	5
Geschichte des Hypnotismus	10
Methoden des Hypnotismus	18
Hypnotisierbarkeit	27
Grade der Hypnose	30
Hypnotisierbarkeit wider Willen	39
Symptome oder Zeichen der Hypnose	39
1. Grad: Somnolenz	40
2. Grad: Hypotaxie	41
3. Grad: Somnambulismus	44
Objektive Zeichen der Hypnose	64
Wachsuggestion	65
Autosuggestionen	68
Theorie der Hypnose und Suggestion	69
Theorieschema der hypnotischen Wirkung	82
Bedeutung der Suggestion in verschiedenen Gebieten	83
Suggestion und Psychologie	83
Suggestion und Geistesstörung	86
Suggestion und Heilkunde	88
Suggestion und Kurpfuscherei	91
Suggestion und Verbrechen	96
Suggestion und Liebe	100
Suggestion und Mystik	102
Suggestion und Kunst	105
Massensuggestion	110
Die sogenannte tierische Hypnose	113
Suggestion und Erziehung	116
Suggestion und Krieg	118
Schluß	121
Wichtigste Literatur	122
Register	123

Einleitung.

Dem Kenner alt, dem Laien neu, dem Wisser wahr, dem Zweifler falsch, von Gläubigen gepriesen, von Voreingenommenen verdammt, so stand noch vor einem halben Jahrhundert die Lehre vom Hypnotismus da. Sie war ein Erisapfel, von drei Göttinnen: Wissenschaft, Aberglaube und Satire, gleich lebhaft umstritten. Heute ist ihr Bild der Parteien Haß und Gunst größtenteils entrissen, dank emsiger Bearbeitung nicht nur durch temperamentvolle, sondern auch durch erfahrene Männer, welche seinen wissenschaftlichen Grund so fundierten, daß heutzutage nur eine immer mehr schwindende Minderheit von Nichtkennern seine wissenschaftliche Berechtigung völlig verneint. Trotzdem ist, namentlich in den Köpfen gebildeter Laien, die Lehre vom Hypnotismus noch mit so viel Gestrüpp umwachsen, daß eine allgemein verständliche Darstellung der Lehre vom Hypnotismus und Suggestion willkommen sein muß! Eine solche Darstellung erfordert die „Geisteswelt" der Gegenwart um so dringender, als die Erscheinungen der Suggestion im Leben aller Zeiten und aller Völker und mithin jedes einzelnen beständige Einflüsse geübt haben, und um so mehr, als ein großer Teil des gebildeten Publikums, verleitet durch unkritische, sensationsgierige Darstellungen, sich zu sehr gewöhnt hat, den Hypnotismus mit Irrlehren zu verquicken, welche nichts mit ihm gemein haben, als deren Eideshelfer aber der Hypnotismus noch oft genug aufgerufen wird, nämlich Spiritismus und Telepathie.

Der Spiritismus, die Lehre von der Existenzfähigkeit unserer Seele außerhalb des Körpers, vor oder nach dem Tode, und von der Möglichkeit rein seelischer Einwirkung auf den Bestand der Materie, ist schon zu oft als Betrug oder raffinierte Taschenspielerei entlarvt worden, als daß heutzutage streng und klar Forschende ernsthafte Stellungnahme zu seinen Gunsten versuchten. Nur Leute, welche entweder ihrer eignen Wahnbedürftigkeit oder geriebenen Medien unterliegen, zählen zu seinen Anhängern. Keinesfalls aber gehört der

Hypnotismus zu seiner Verwandtschaft, denn dessen Erscheinungen bedürfen keines übersinnlichen Faktors zu ihrer Erklärung, und noch bei keiner Hypnose sind irgendwelche spiritistische Phänomene hervorgetreten, vorausgesetzt, daß die Experimente nicht von Blindgläubigen wie Du Prel oder Aksakoff, sondern von kritisch Denkenden vorgenommen wurden. Noch niemals hat vor einer Kommission kritikgeschulter und in Taschenspielerkünsten bewanderter Männer irgendeine beweisende Manifestation stattgefunden. Uns Wissenschaftlern ist der tragische Débacle des begabten Zöllner noch in lebhafter Erinnerung. Mehr Mißtrauen und mehr Kenntnis der Salonmagie hätten ihn vor dem Schicksal bewahrt, ein Opfer des geriebenen Slade zu werden. Daß Köpfe wie Crookes, Lombroso, Schrenk, Notzing sich düpieren ließen, Crookes von Slade, Lombroso von Eusapia Palladino, bleibt unaufgeklärtes psychologisches Rätsel. Kurz, Hypnotismus und Spiritismus haben nicht mehr als Zweirad und Luftschiff miteinander gemein; dieses schwebt in unbestimmten Luftschichten, jenes bewegt sich auf dem festen Boden der Wirklichkeit. Wenn wir nun auch eine Blutsverwandtschaft zwischen beiden ablehnen, so werden uns doch die Spiritisten noch interessieren als Beispiele für den Einfluß, welchen die Suggestion auf Entstehung von Geheimlehren von jeher ausgeübt hat.

Ähnlich steht es mit der Lehre von der Gedankenübertragung, der Suggestion mentale. Manche meinen, Hypnose käme durch Gedankenübertragung zustande, oder Gedanken könnten im hypnotischen Schlaf übertragen werden. Beides ist falsch. Die ganz wenigen Zeugnisse (Liébault) von wortloser Übertragung einer Suggestion sind angesichts der nach vielen Tausenden zählenden Fehlversuche auf zufälliges Zusammentreffen zweier Ereignisse zurückzuführen; etwa wie es vorkommt, daß eine Person, von welcher eben lebhaft gesprochen wurde, unerwartet zur Tür hereintritt. Ein derartiges Zusammentreffen ohne Besinnen durch telepathischen Einfluß erklären zu wollen — wie es tatsächlich geschehen ist — wird keinem Verständigen einfallen. A priori, d. h. von vornherein kann allerdings die Möglichkeit direkter Gedankenübertragung nicht in Abrede gestellt werden, und ich selbst würde jeden Beweis mit um so größerer Genugtuung begrüßen, als er mir selbst noch niemals gelungen ist, obwohl ich schon wiederholt zur Kontrolle anscheinend telepathischer Phänomene eingeladen wurde, stets aber mit dem Resultat: Trick oder Selbsttäuschung. Wir wollen deshalb saubere Scheidung vornehmen und den Hypnotismus rein und unvermischt mit aller Mystik betrachten.

Die Zahl geschworener Zweifler, welche auf dem Standpunkt stehen: „Ich will vom Hypnotismus nichts wissen, will nichts mit ihm zu tun haben, weil ich von vornherein überzeugt bin, daß Betrug oder Selbsttäuschung zugrunde liegt", ist Gott sei Dank sehr klein geworden. Größer aber ist noch die Zahl derjenigen, welche aus ungenügenden Erfahrungen verkehrte Folgerungen ziehen. Z. B. gibt es Leute, welche sich genügend Erfahrung und Urteil zutrauen, wenn sie im geselligen Kreise einmal eine junge Dame oder einen Freund einschläferten und ihnen befahlen, dies oder jenes zu tun, was dann mit einer gewissen Hingebung ausgeführt wurde. Mancher glaubt Erfahrungen zu sammeln, wenn er einen ihm geistig Inferioren hypnotisiert und zu einigen posthypnotischen Handlungen bestimmt. Gerade aber bei Beurteilung hypnotischer Versuche sind Täuschungen im Sinne von Bejahung oder Verneinung häufig. Zwei Beispiele mögen dafür sprechen: Im Salon eines Hypnotiseurs sind zwei Damen eingeschläfert. Die eine fragt die andere: „Schlafen Sie?" — „Nein, ich tue bloß so!" — „Nun, ich auch!" — Ein nicht seltener Fall. Jedermann lächelt: „Aha, der düpierte Hypnotiseur!" — Gewiß, es ist möglich, daß der Hypnotiseur Schlaf suggeriert hat und voreilig an die Verwirklichung seiner Suggestion glaubt — aber es sind auch andere Erklärungen möglich. Entweder nämlich hat er Schlaf suggeriert, aber es ist nur eine Vorstufe des Schlafes — Schläfrigkeit — eingetreten, welche noch nicht als Schlaf imponiert; oder die beiden Damen sind wirklich in kataleptischem Halbschlaf, täuschen sich über ihren eigenen Zustand, glauben zu wachen und nur aus Gefälligkeit sich schlafend zu stellen, in Wirklichkeit aber vermögen sie nicht ihre Glieder zu bewegen und sich zu erheben. — Wer will hier anders den wahren Sachverhalt feststellen, als ein gründlicher Sachkenner?! — Oder:

Ein Professor gibt als posthypnotischen Befehl auf, nach dem Erwachen „Heil dir im Siegerkranz!" zu singen und die Arme dabei hoch zu halten. Der Hypnotisierte tut es, antwortet aber später einem Zweifler, der ihn ausfragt, er habe es nur dem Professor zu Gefallen getan. „Welch ein Dummkopf ist der Professor!" denkt jeder. Gewiß, es ist möglich, daß das Medium nur aus Gefälligkeit, nicht aus innerem Zwange, den Befehl ausführt, aber es ist auch möglich, daß es wirklich unter dem Zwange der gegebenen Suggestion ge=

handelt, sich aber seine Handlung hinterher so zurechtgelegt hat, als habe es dem Professor ein Vergnügen bereiten wollen. Denn Hypnotisierte versuchen suggerierten Handlungen hinterher oft harmlose oder gefällige Motive unterzuschieben. Endlich geschieht es nicht selten, daß wirklich Hypnotisierte den suggerierten Zwang ableugnen, aus falscher Scham, dem Einflusse des Hypnotiseurs unterlegen zu sein. Derlei Führungen hinters Licht lassen stets andere Erklärungen zu, und nur der vorurteilslos Erfahrene kann die Wahrheit enthüllen.

Besonders vorsichtige und vorurteilsfreie Beurteilung fordert der Hypnotismus hinsichtlich seiner wichtigsten Bedeutung, der heilkundlichen. Es gab eine Zeit, in welcher Messer und Arznei das Feld ärztlicher Wissenschaft beherrschten, und nur das mit Auge und Finger Wahrzunehmende, durch Maß und Zahl Auszudrückende als wissenschaftlich galt; als Mephisto spotten durfte:

> Daran erkenn' ich den gelehrten Herrn!
> Was ihr nicht tastet, steht euch meilenfern;
> Was ihr nicht faßt, das fehlt euch ganz und gar;
> Was ihr nicht rechnet, glaubt ihr, sei nicht wahr;
> Was ihr nicht wägt, hat für euch kein Gewicht;
> Was ihr nicht münzt, das, meint ihr, gelte nicht —;

damals galten der Majorität von Ärzten und Psychologen hypnotische Erscheinungen als Trug und Selbsttäuschung; und es erregte peinliche Verstimmung, wenn in einer Versammlung wissenschaftlicher Kapazitäten von hypnotischen Kuren gesprochen wurde, etwa als wenn jemand im Werktagskittel in einer befrackten Festversammlung erschiene. Diese Tage sind vorüber; aber ein leises: „Honi soit qui bien y pense!" klingt doch noch hier und da.

Nun wollen wir zur Wanderung in das Land unserer Interessen zunächst Schuhwerk, Mantel und Stab anlegen, und das sind die vorkommenden Worte oder Begriffe.

Hypnose kommt her von Hypnos, Schlaf, und bedeutet einen schlafähnlichen Zustand, welcher sich vom natürlichen Schlaf durch bestimmte Merkmale unterscheidet, vor allem dadurch, daß der Hypnotisierte während des hypnotischen Zustandes durch den Hypnotisierenden jederzeit beeinflußt und beeinflußbar bleibt; daß er mit ihm, wie man sagt, in Rapport oder Verbindung bleibt. Dem natürlich Schlafenden ist jeder geistige Verkehr mit der Außenwelt verschlossen, der Hypnotisierte jeden Augenblick durch Worte des Hypnotiseurs beeinflußbar. Das Mittel, solchen Einfluß zu üben, heißt Suggestion oder Eingebung. Man unterscheidet Gebärden- und Wortsuggestionen. Eine Gebärdensuggestion ist das Vormachen derjenigen körperlichen Veränderung, welche man bewirken will; z. B. jemanden durch vorgemachtes Lachen oder Gähnen zur Nachahmung nötigen. Verbale, indirekte oder Wortsuggestion wirkt dagegen durch gesprochene oder geschriebene Worte; und dies versteht man gewöhnlich unter Suggestion. Also ein Satz in Form der Versicherung, daß diese oder jene körperliche oder geistige Veränderung bei einem anderen eintreten wird. Wenn ich dir z. B. sage: „Was ist dir passiert, du kannst deinen Arm nicht bewegen", und du kannst ihn wirklich eine Zeitlang nicht heben, so habe ich eine Suggestion gegeben. Ich habe deinem Bewußtsein die Vorstellung, den Arm nicht bewegen zu können, eingegeben, und dein Bewußtsein hat infolge einer besonderen momentanen Disposition diese Eingebung angenommen. Oder wenn ich bei passender Gelegenheit sage: „Du hast lange nichts gegessen, du fühlst wohl Hunger?" und du bemerkst wirklich Hunger, so habe ich dir das Hungergefühl eingegeben. Bekannt ist, wie leicht man Kindern und Halberwachsenen die Vorstellung des Errötens erregen kann. Von zehn Knaben oder Mädchen im Alter zwischen 12 und 20 Jahren werden sicher neun wirklich erröten, wenn man ihnen in einer Unterhaltung plötzlich und eindringlich zuruft: „Was hast du? Du wirst ja ganz rot!" Der momentane Erfolg einer solchen Suggestion hängt freilich von viel verschiedenen inneren und äußeren Umständen, welche wir in späterem Kapitel erörtern, ab. Vorläufig aber wollen wir den Begriff noch weiter zuschärfen. Suggestion darf nicht mit Überreden, Überzeugen, Bitten oder Kommandieren verwechselt werden. Etwas durchaus andres ist, ob ich jemandem sage: „Du mußt jetzt auf allen vieren kriechen, du kannst nicht anders!" und er tut es; oder ob ich ihn durch ein Gespräch etwa von der momentanen Zuträglichkeit einer solchen körperlichen Übung überzeuge, oder ob ich bitte, es mir zu Gefallen zu tun, oder ob ich, falls es ein mir Untergebener ist, einfach befehle es zu tun. Wir müssen also Überredung oder Persuasion von Eingebung oder Suggestion streng scheiden. Die Lehre nun von allen Quellen, allen Erscheinungen und allen Gründen des suggerierten Schlafes heißt Hypnotismus. Hypnotismus und Suggestion gehören also eng zusammen, so eng wie etwa Holz und Baum.

Wenn auch Holz ohne Baum, so doch kein Baum ohne Holz. So ist auch Suggestion außerhalb des hypnotischen Zustandes möglich, aber keine Hypnose ohne Suggestion. Hypnose ist suggerierter und suggestibler, d. h. suggestionsbereiter Schlaf. Die Lehre vom Hypnotismus ist nun merkwürdigerweise noch ziemlich jungen Datums, so alt und außerordentlich auch die Rolle ist, welche die Suggestion seit Jahrtausenden im Leben des einzelnen und im Völkerleben, in Religion, Aberglaube, Kunst, Politik, Heilkunde, in Liebe und Fanatismus gespielt hat. Ihr methodisches Studium aber, als Mittel besonders beeinflußbare Bewußtseinszustände herbeizuführen, ist noch nicht älter als ein Jahrhundert.

Geschichte des Hypnotismus.

Beeinflussungs- und Einschläferungsmethoden sind zweifellos schon im Altertum bekannt gewesen, worauf z. B. eine Art Schlafzauber des Atharva-Veda und der vielgeübte Tempelschlaf der Griechen, Ägypter, Chinesen und anderer Völker hinweist. Die eigentliche Doktrin vom Hypnotismus aber hat sich aus der Lehre vom tierischen Magnetismus entwickelt und diese wieder aus der bald zufällig, bald methodisch betriebenen Beeinflussung von Krankheiten durch Handauflegen, durch Anwendung von Amuletten oder Sympathiemitteln, durch Besprechen und Beschwören von Krankheitsgeistern.

Wie manche andere große Entdeckung, wurde auch der Hypnotismus gleichsam auf einem Irrwege entdeckt. Kolumbus z. B. suchte den Seeweg nach Indien westwärts um die Erde und fand Amerika, Berthold Schwarz suchte eine Methode Gold zu machen und erfand das Schießpulver, der Apotheker Böttcher suchte den Stein der Weisen und erfand das Porzellan, Paracelsus und Mesmer suchten den tierischen Magnetismus, und Puységur entdeckte darin den Somnambulismus, Faria den hypnotischen Schlaf. Dem tierischen Magnetismus entsprangen die Quellen des Hypnotismus.

Das Wort Magnetismus ist griechischen Ursprungs und wird auf verschiedene Wurzeln zurückgeführt; meistens auf die Stadt Magnesia, bei welcher ein Stein (Magnetit oder Magneteisen) vorkam, welcher die Fähigkeit besaß, Eisenteilchen anzuziehen. Wahrscheinlicher ist aber, daß der Name der Stadt umgekehrt von dem Worte Magnet herrührt, und dieses wird nach Lombard von zwei phönizischen

Wurzeln abgeleitet, nämlich: Mag, ein Hohepriester oder Magier, womit Megas und Magnus zusammenhängt, und Nab, ein Fluß, Ausfluß; Magnab also ein Ding, von welchem ein Fluß, ein Fluidum ausgeht, woher dann Magnas Lithos, der Magnet. Ein solcher Einfluß war nun nach der Meinung der Alten und Mittelalten nicht nur dem Magnet eigen, sondern auch heiligen Quellen, Zaubermitteln und allen Dingen, welche heilenden Einfluß auf Krankheiten ausübten. Besondere Heilkräfte derart besaß natürlich die Hand geweihter Personen; z. B. heilten die römischen Kaiser Claudius und Vespasianus manches Leiden durch Handauflegen. Letzterer heilte, wie uns Tacitus und Sueton erzählen, einen Blinden und einen an der Hand Gelähmten durch Berührung. Bekanntlich übte auch Christi Hand heilende Wirkungen. Im 16. Jahrhundert konnten sich Franz I. von Frankreich und andre französische und englische Könige bis zu Karl X. solch wunderfähiger Hand rühmen. Königin Elisabeth von Frankreich und Jacob II. von England sollen sogar Hunderte von Kranken „geheilt" haben. Im Ancien Régime Frankreichs wurde die heilige Handlung der Berührung sogar mehrmals im Jahr in der Kirche vorgenommen. Dann fanden sich jedesmal in Versailles Hunderte von Kranken ein, zwischen deren Reihen dann der König hindurchging, jedem den Kopf streichend mit den Worten: „Der König berührt, Gott heilt dich!" Die Beigabe eines Sou mehrte zweifellos die Wirkungschance der königlichen Suggestion. Eine Theorie dieser mystisch-magnetischen Einflüsse begründete der berühmte Theophrastus Bombastus Paracelsus von Hohenheim: Eine Mischung von Genie und Zauberkünstler. Nach ihm werden sowohl die Gestirne untereinander als auch die irdischen Wesen mit den Gestirnen, besonders mit Sonne und Mond, durch magnetische Kräfte verbunden. Speziell der Mensch hat zweierlei Magnetismus in sich, einen kranken und einen gesunden. Die Heilung von Krankheiten geschieht dadurch, daß der Magnetismus eines Gesunden den des Kranken an sich zieht und paralysiert oder aufhebt.

Schon Paracelsus verwendete verschiedentlich Magnete zur Stillung von Blutungen und hysterischen Krämpfen und glaubte deren Heilkraft auch auf Wasser, Amulette und andere leblose Dinge übertragen zu können. Seine Lehre spielte fortan eine große Rolle. Glockenius, Professor der Physik in Marburg, schrieb 1608 „über magnetische Heilung von Krankheiten", van Helmont 1621 über magnetische Heilung von Wunden. Mit Hilfe des Magneten könnten, so schrieb er, Krankheiten nicht nur von Mensch zu Mensch, sondern sogar von Menschen auf Tiere und Bäume übertragen werden. Mit besonderer Liebe aber wurde diese Lehre durch die Rosenkreuzer, die Freimaurer damaliger Zeit, kultiviert. Robert Fludd, der berühmteste Rosenkreuzer des 17. Jahrhunderts, beschrieb in seiner „Philosophia Mosis" zwei Arten von Magnetismus, einen geistigen und einen körperlichen. Sein Schüler, der Schotte Maxwell, erklärte ihn für das Universalheilmittel; denn Krankheiten rührten nur von Erschöpfung des Magnetismus — der hier also völlig mit Lebenskraft identifiziert wird — her. Maxwell benutzte — horribile dictu — sogar Menschenkot, um ihn durch Einwirkung des Magneten zu einem Heilmittel für alle Krankheiten zu machen. Man beachte, wieviel von den Requisiten unsrer Kurpfuscherheilmethoden, speziell dem Handwerkszeug unsrer „Magnetopathen" noch aus der Mystik jener Zeit herrührt. Die Kunst durch solches Handauflegen zu heilen, brachte 1662 einem irischen Soldaten namens Valentin Greatrake und anfangs des 18. Jahrhunderts dem Italiener Santanelli große Berühmtheit ein. Interessant ist, daß schon 1774 der berühmte schwäbische Pfarrer Gaßner bei seinen Versuchen, die, nach seiner Meinung vom Teufel herrührenden, Krankheitsgeister durch Kreuzvorhalten und Beschwörungsformeln zu verbannen oder auszutreiben, förmliche hysterische Anfälle durch direkte Suggestionen hervorrief, etwa wie sie später der berühmte französische Nervenarzt Charcot beschrieben hat. Wieviel Geschäft damals im Magnetismus lag, zeigt die Tatsache, daß Priester Lenoble in Paris 1771 ein großes Verkaufslager verschieden geformter Magnete hielt, mit denen er manche Heilung Nervöser erzielte, Heilungen, welche sogar von der Königlichen Akademie der Wissenschaften beglaubigt wurden.

Um diese Zeit war es, als der Wiener Arzt Anton Mesmer (1734—1815), gestützt auf die Lehren des Paracelsus, van Helmont und Maxwell, die Einwirkungen des tierischen Magnetismus auf den Menschen studierte und in einer Dissertationsschrift: „Über den Einfluß der Planeten auf den menschlichen Körper" niederlegte. Ihre Schlußsätze haben so allgemeines Interesse, daß ich mir nicht versagen kann, die hauptsächlichsten seiner 27 Thesen zu zitieren:

1. Es besteht ein gegenseitiger Einfluß zwischen den Himmelskörpern, der Erde und den beseelten Körpern.

Mesmers Thesen

2. Der Träger dieses Einflusses ist ein überall verbreitetes Fluidum, das sich überallhin derart fortsetzt, daß es nirgends ein Vakuum gestattet, ein Fluidum, dessen Feinheit keinen Vergleich mit etwas anderem zuläßt, das seiner Natur nach fähig ist, alle Bewegungseindrücke aufzunehmen, fortzupflanzen und zu vermitteln.

4. Diese Wirkung erzeugt im regelmäßigen Wechsel Folgen, die man als Flut und Ebbe, Flux und Reflux, bezeichnen kann.

6. Diese Kraftäußerung ist die allerumfassendste in der ganzen Natur; durch sie werden beziehentlich die Einflüsse zwischen den Himmelskörpern, der Erde und ihren wesentlichen Bestandteilen geltend gemacht.

7. Die Eigenschaften der Materie und der organisierten Körper hängen von dieser Tätigkeitsäußerung ab.

8. Der tierische Körper liefert den Beweis für den regelmäßigen Wechsel der Folgen dieses Agens. Die direkte Äußerung wird herbeigeführt durch einen Einfluß auf die Nervensubstanz.

9. Besonders im menschlichen Körper äußert sich das Agens in Eigenschaften, die denen des Magneten verwandt sind; man unterscheidet positive und negative Pole, die sich anziehen, abstoßen, aufheben und verstärken; selbst die Erscheinung der Inklination läßt sich hier beobachten.

10. Da die Eigenschaft des tierischen Körpers, die ihn aufnahmsfähig macht, für den Einfluß der Himmelskörper und für die Wechselwirkung der ihn umgebenden Körper, in der Analogie mit dem Magneten ihre Erklärung findet, habe ich den Ausdruck: Tierischer Magnetismus gewählt.

11. Der Einfluß und die Wirksamkeit des tierischen Magnetismus, wie wir sie eben angegeben haben, können auf beseelte und unbeseelte Körper übertragen werden; die einen sind mehr, die anderen weniger empfänglich.

12. Dieser Einfluß und diese Wirksamkeit können durch dieselben Körper verstärkt und fortgepflanzt werden.

15. Der Einfluß wird durch spiegelglatte Flächen vermehrt und zurückgeworfen, wie das Licht.

17. Die magnetische Wirksamkeit kann gehäuft, verdichtet und übertragen werden.

20. Auch der Magnet, der künstliche sowohl wie der natürliche, ist gerade so wie alle übrigen Körper für tierischen Magnetismus empfänglich, auch für solchen von gegenteiliger Wirksamkeit, ohne daß in einem der beiden Fälle sein Einfluß auf Eisen oder auf die Magnetnadel eine Veränderung erleidet. Dies beweist, daß das Prinzip des tierischen Magnetismus sich wesentlich von dem des mineralen unterscheidet.

22. Daraus werden wir lernen, daß der künstliche Magnet und die Elektrizität mit einer Menge anderer „Agens", die die Natur uns darbietet, nur gemeinsame Eigenschaften besitzen in ihrer Wirkung auf Krankheiten; und daß, wenn wir bei Anwendung derselben günstige Erfolge sehen, diese lediglich dem tierischen Magnetismus zu verdanken sind.

23. Aus den Tatsachen nach den praktischen Regeln, die ich aufstellen will, wird man ersehen, daß dieses Prinzip mittelbar die Krankheiten des Nervensystems unmittelbar die anderen heilen kann.

24. Daß vermöge dessen der Arzt im klaren ist über die Medikamente; daß er ihre Wirkung vollkommen beherrscht, und daß er sich derartig zum Herrn der Situation machen kann, daß er die glücklichen Krisen hervorzurufen und ihren Verlauf vorzuschreiben imstande ist.

26. Um diese Erkenntnis bereichert, wird der Arzt in den Stand gesetzt, Ursache, Art und Verlauf der Krankheit sicher zu beurteilen; er wird die Zunahme der Krankheit hindern, ihre Heilung erreichen können, ohne jemals den Kranken gefährlichen oder traurigen Folgen auszusetzen, gleichviel welchen Alters, Temperament oder Geschlechts er sei. Auch Frauen in der Schwangerschaft und im Wochenbett können dieser Vorteile teilhaftig werden.

27. Diese Lehre setzt schließlich den Arzt in den Stand, sicher den Gesundheitszustand jedes Individuums zu beurteilen, ihn vor Krankheiten, denen er ausgesetzt sein könnte, zu bewahren. Die Heilkunde wird dadurch zur höchsten Vollkommenheit gelangen.

Diese magnetischen Hypothesen finden sich einerseits in der Lehre vom Weltäther, anderseits in Reichenbachs Odlehre wieder; zum Teil wörtlich sind sie in die Schriften von Laienmagnetiseuren übergegangen, welche ja ihre Gläubigen immer noch unbedenklich mit Paracelsus' und Mesmers obsoleter Weisheit speisen.

Mesmer gelangte nun bald zu überraschenden Heilungen, als er mit Magneten kranke, gelähmte oder schmerzende Körperteile berührte oder bestrich. Indes kompromittierte er den zweifellos guten Kern seiner Beobachtungen selbst durch marktschreierisches Wesen und Reklameposaunen. Wachsende Anfeindungen zwangen ihn schließlich, den Schauplatz seiner Tätigkeit von Wien nach Paris, der Weltzentrale aller Charlatanerie, zu verlegen.

Die Art seines Auftretens in Wien hatte der Sache des Magnetismus eher geschadet als genützt; denn 1815 wurde dessen Ausübung überhaupt offiziell verboten. Preußen war fortschrittlicher gesonnen als Wien, denn um diese Zeit wurde magnetische Behandlung sogar in Berliner Hospitälern eingeführt. Nebenbei sei bemerkt, daß auch der aus Goethes Leben bekannte Physiognomiker Lavater sich

1757 um das Studium des Magnetismus bemühte. Seinem Einfluß sind wohl auch Goethes Anschauungen über seelische oder magnetische Wechselwirkungen zuzuschreiben, wie er sie zu Eckermann äußerte: „Wir haben alle etwas von magnetischen oder elektrischen Kräften in uns und üben wie der Magnet selber eine abstoßende und anziehende Gewalt aus, je nachdem wir mit etwas Gleichem oder Ungleichem in Berührung kommen."

In Paris fand Mesmer sehr bald Erfolge und Anhänger, förderte aber mehr seine Börse — und er verdiente viel Geld durch seine Kuren — als sein wissenschaftliches Renommee. Theoretisch kam er nicht über den „Mesmerismus", d. h. über die Thesen seiner Dissertation, hinaus, praktisch bildete er immer mehr für die Massenbehandlung geeigneteren Methoden des indirekten Magnetisierens aus. Zuerst behandelte er nämlich durch Bestreichen oder Berühren mit wirklichen Magneten, dann aber, sagte er, sei es ihm gelungen, auch allerlei andre Dinge, z. B. Papier, Brot, Leder, Seide, Stein, Glas, kurz alles, was er berührte, magnetisch zu machen, so daß diese Substanzen auf Kranke gleichen Einfluß ausübten wie der Magnet selbst. Aber unwissenschaftliche, marktschreierische Handhabung seiner Methode stieß die Wissenschaftler ab, und die Pariser Akademie sprach ihr Anathema über ihn. Trotzdem regte seine Lehre wichtige Entdeckungen an: 1784 entdeckte einer seiner Schüler, der Marquis de Puységur, daß durch magnetische Striche ein schlafähnlicher Zustand mit gesteigerter Reizbarkeit der Sinne und der Nerven hervorgerufen werden kann, welchen er Somnambulismus nannte; und einige Jahre später beschrieb Pététin in Lyon die unter dem Namen Katalepsie bekannt gewordene Gliederstarre.

Mesmer starb 1815, ohne den guten Kern seiner Lehre, dessen Anerkennung er freilich selbst verscherzt hatte, rehabilitiert gesehen zu haben. Erst 1820 wurden heilmagnetische Versuche durch Dupotet an der Salpêtrière, dem großen Pariser Hospital, wieder aufgenommen.

Unterdessen hatte nach Mesmers Tode, 1819, der portugiesische Abbé oder, wie er sich selbst nannte, Brahmine Faria, welcher sich mehrere Jahre in Indien aufgehalten und dort die Methoden indischer Magier studiert hatte, die wichtige Entdeckung gemacht, daß es nur einiger Worte bedürfe, um bei empfänglichen Menschen Somnambulismus hervorzurufen. Wenn er sich seinen Versuchspersonen gegenübersetzte, sie einige Minuten lang fixierte und ihnen dann mit gebieterischer Stimme: „Dormez!" („Schlafen Sie!") zurief, so sanken von 20 Personen zwei oder drei zurück und schliefen, bis er sie durch Befehl wieder erweckte. Faria sprach zuerst die grundlegende Wahrheit aus, daß es nicht an einem magnetischen Fluidum, sondern nur an der Einbildungskraft der Versuchsperson und dem diese Einbildungskraft konzentrierenden Willen des „Konzentrateurs" liege, wenn der „Epopte" in diesen „lichten Schlaf" (someil lucide), wie er ihn nannte, gerate. Trotzdem blieb Mesmerismus die Etikette, unter welcher sich fortan von Paris aus die neue, auf den Akademieindex gesetzte Lehre in den Kulturländern verbreitete. In Neuorleans (Nordamerika) nannte Climes sie „Elektrobiologie", und in England erwarb sich der Chirurg James Braid durch ihre Einführung Unsterblichkeit.

Nachdem nämlich 1841 in Manchester die Experimente des französischen Magnetiseurs Lafontaine sein Interesse erweckt hatten, gelangte Braid durch eigene zahlreiche Versuche auf den richtigen Weg und wurde dadurch einer der Hauptbegründer unserer Lehre. Er schuf nicht nur das Wort Hypnotismus, sondern erkannte auch in den bisher magnetisch genannten, Zustände, welche dem natürlichen Schlaf durchaus ähnlich sind. Er sah, da diese Zustände sich in sehr verschiedenen Stufen von der leichtesten Schläfrigkeit bis zu tiefem Vergessen steigern können, und nahm an, daß ihnen kein mystisches Fluidum, sondern Ermüdung der Sinne durch einseitige Reizung und Konzentrierung der Aufmerksamkeit auf eine einzige Vorstellung zugrunde liege. Wenn diese Deutung auch später korrigiert werden mußte, so bahnte sie doch der neuen Lehre eine wissenschaftliche Grundlage an. Man sprach nun nicht mehr von „Mesmerismus", sondern von „Braidismus" oder „Hypnotismus". In zwei großen Werken: „Neurypnologie" (1841) und „The Power of the Mind over the Body" („Die Macht des Geistes über den Körper") (1846) legte Braid seine Anschauungen nieder.

Gleichzeitig hatte in Frankreich, dem Wiegenlande des Hypnotismus, Durand ähnliche Anschauungen entwickelt: Der „Elektrodynamisme vital", wie er ihn nannte, beruht darauf, daß durch einen einförmigen Sinnesreiz alle Nervenkraft des Gehirns auf einen Punkt konzentriert wird, wodurch eine „nervöse Kongestion" im Gehirn — eine Hypotaxie — entsteht. In diesem Zustande läßt sich nun durch eine Suggestion die Nervenkraft auf jede beliebige Vorstellung hindirigieren, wie der Lichtkegel eines Scheinwerfers; solchen auf eine Suggestion gestimmten Zustand nennt er ideoplastisch.

Vor allem aber waren es Braids Lehren, welche Frankreichs Interesse wieder anregten. In Bordeaux führte Azam einige Versuche mit Glück aus, durch ihn wurde der bekannte Kliniker und Hirnforscher Broca veranlaßt, den Hypnotismus in Paris wieder zur Sprache zu bringen, und der berühmte Chirurg Velpeau prüfte seine Brauchbarkeit für kleine chirurgische Operationen. Schon Braid hatte nämlich die Unempfindlichkeit im hypnotischen Zustande zur Vornahme kleiner chirurgischer Eingriffe benutzt und empfohlen. Eine gewiß Aufsehen erregende Kunde zu einer Zeit, in welcher die jetzt bekannten Narkotika noch nicht zur Verfügung standen. Weshalb diese Versuche mit wenigen Ausnahmen fehlschlagen mußten, werden wir später begreifen.

Das entscheidende Licht aber brachte ein intelligenter Nancyer Arzt, namens Liébault, in das noch unentwirrte Dickicht der Erscheinungen. Er überzeugte sich und lehrte, das Schlaf und Hypnose wesensgleiche Erscheinungen sind, Hypnose also nur eine besondere Art von Schlaf; das Mittel, diesen Schlaf hervorzurufen, ist weder Magnetismus, wie Mesmer, noch Sinnesermüdung, wie Braid lehrte, sondern nur die Suggestion. Diese Lehre wurde dann unter Mitwirkung Bernheims zu dem heute noch gültigen Umfange erweitert. Selbst Paris gewann wieder lebhaftes Interesse, seit Charcot und seine Schule ihre hypnotischen Studien begannen; wenn diese auch zu falschen, heute ungültigen Anschauungen über das Wesen der Hypnose führten. Nach Charcot sind nämlich hypnotische Zustände nicht eine besondere Art von Schlaf, sondern künstliche Nervenleiden, künstliche Hysterie, und als solche nur bei nervös veranlagten Personen durch gewisse Handgriffe hervorzurufen. Daß in dem entstehenden Streit: „Hie Charcot — hie Liébault-Bernheim, hie Paris — hie Nancy!" das letztere siegreich bleiben mußte, ist begreiflich.

Auch in Deutschland fand nun der Hypnotismus zahlreiche eifrige Erforscher, von denen ich nur Czermak, Preyer, Möbius, Heidenhain, Forel nennen will. Populär, d. h. Gegenstand der Tagespresse, wurde er aber erst, als 1880 der dänische Hypnotiseur Hansen und der Deutsche Krause ihre Aufsehen erregenden öffentlichen Schaustellungen gaben.

Die methodische Erforschung des Hypnotismus ist also eine segensreiche Frucht des 19. Jahrhunderts; durch die Namen Mesmer, Puhségur, Faria, Braid, Liébault, Bernheim, Forel sind die Hauptetappen einer Entwicklung bezeichnet, welche ihn aus dem mystischen Dunkel einer pseudo-wissenschaftlichen Scharlatanerie in das freie Licht einwandfreier Forschung erhoben hat. Diese Entwicklung ist mit wenig Ausnahmen ein Werk medizinischer Wissenschaft, welcher selbstverständlich die Klärung und Förderung eines so wichtigen Heilmittels am meisten am Herzen liegen mußte.

Methoden des Hypnotismus.

Die Methoden, den hypnotischen Zustand herbeizuführen, sind außerordentlich verschiedene gewesen und gingen stets der theoretischen Auffassung des Hypnotiseurs konform. Je nachdem, ob man körperliche oder seelische Ursachen dafür annahm, gelangten körperlich oder seelisch wirkende Methoden zur Anwendung. Die Vertreter des animalischen Magnetismus suchten natürlich durch Berührung des kranken Körperteils ihr Fluidum in den Körper hineinzuleiten, zuerst durch Berührung mit einem Magneten, dann durch Berührung mit der magnetisch gedachten Hand oder auch mit magnetisiertem Eisen, Hölzern, Amuletten usf.

Später versuchte Mesmer durch einen Übertragungsapparat, Baquet (Kübel) genannt, gleichzeitig einen ganzen Kreis von Personen zu beeinflussen. Nach einer authentischen Beschreibung war dies ein runder Kübel aus Eichenholz, 1—1½ Fuß hoch, dessen Boden an vielen Stellen mit Löchern versehen war, durch welche knieförmig gebogene bewegliche Eisen austraten. Um diesen Zuber saßen die Kranken in Reihen herum und ergriffen je einen eisernen Arm, welcher vermöge seiner Biegung dem erkrankten Körperteile direkt angelegt werden konnte. Ein Seil, welches von Körper zu Körper geschlungen war, verband sie miteinander. Manchmal wurde noch eine zweite Kette durch Verbindung der Hände gebildet, d. h. man legte den Daumen zwischen Daumen und Zeigefinger des Nachbars, dieser drückte wieder des Nachbars Daumen, und so ward der empfangene Druck im ganzen Kreise herum fortgepflanzt. Magnetisiert wurde sowohl direkt vermittelst des Eisenstabes als auch durch den Blick des Behandelnden, der sie scharf ansah und durch Druck seiner Hand auf Hypochondrien und Unterleib evtl. noch magnetische Nebenwirkung ausübte. Diese Art der Magnetisierung wurde lange, oft stundenlang, fortgesetzt. In einer Ecke des Saales stand ein Pianoforte, auf welchem verschiedene Weisen in verschiedenen Taktarten gespielt wurden und manchmal wurde zum Spiel auch noch gesungen. Also eine förmliche magnetisch-spiritistische Séance mit dem dabei obligaten Brimborium. Stille Andacht und Einbildung riefen dann bei vielen magnetische Erscheinungen hervor. „Einige sind", wie es im Bericht einer auf Befehl Louis XVI. eingesetzten Untersuchungskommission heißt, „still und ruhig und unternehmen nichts; andere husten, spucken und fühlen Schmerz; andre sind aufgeregt und werden von Zuckungen geplagt. Die charakteristischen Merkmale solcher dabei auftretenden Krämpfe sind überstürzte unfreiwillige Bewegungen der Glieder und des ganzen Körpers, ein Zusammenschnüren der Kehle, Schreie, Schluchzen." Kundige lesen aus diesen Schilderungen die Merkmale hysterischer Anfälle heraus, wie sie in der Tat bei disponierten Personen durch magnetische Kuren provoziert werden können. Solchen „Krisen" sollte sogar besondere Bedeutung für den Heilungsprozeß innewohnen.

Mesmers Nachfolger übten weniger Berührung als vielmehr magnetische Striche über den Körper, Passes, welcher entweder direkt auf ihm, oder in kurzem Abstande vom Körper geführt werden, ein Verfahren, welches seiner Simplizität halber auch heute noch, zumal von Laienmagnetiseuren, gehandhabt wird. Deleuze, einer der intelligentesten Magnetiseure von Paris, schildert sein Verfahren nach Bernheim folgendermaßen: „Nachdem alles vorbereitet ist, nimmt man die Daumen der Person zwischen die eigenen in der Art, daß der Außenrand der eignen Finger den inneren Rand der seinigen berührt und hält seine Augen auf die Person gerichtet. In dieser Stellung verbleibt man zwei bis fünf Minuten, bis man verspürt, daß die Wärme der eigenen Finger sich mit der der Person ausgeglichen hat. Darauf zieht man seine Hände zurück, und wendet sie derart, daß ihre innere Fläche nach außen sieht. Man hebt sie dann bis zur Höhe des Körpers der Person, legt sie auf deren beide Schultern, und fährt mit ihnen unter leichter Berührung längs der Arme bis zu den Fingerspitzen herab. Diesen Passes wiederholt man fünf- oder sechsmal. Dann legt man seine Hände auf ihren Kopf und streicht dann mit ihnen in der Entfernung von 1—2 Daumen über das Gesicht bis zur Magengrube. Dann streicht man langsam über den Körper bis zu den

Knien oder noch besser, bis zu den Fußspitzen." Interessant ist, daß nach Bernheim auch indische Magnetiseure ein ähnliches Verfahren anwenden: „Die Person liegt in einem dunklen Zimmer auf dem Rücken. Der Magnetiseur setzt sich an das Kopfende des Bettes, beugt sich über die Person, so daß sein Gesicht fast das ihrige berührt. Eine seiner Hände ist auf die Magengrube der Person gelegt, während die andere Passes über ihr Gesicht und hauptsächlich über ihre Augen ausführt. Außerdem bläst er ihr wiederholt sanft in die Nase, zwischen die Lippen und auf die Augäpfel." Ein weder appetitliches noch unverfängliches Verfahren. Erfahrene Magnetiseure, wie Teste, Noizet u. a. merkten sehr bald, daß es beim Magnetisieren weniger auf den Weg und die Art der Striche ankam, als auf das ganze Arrangement der Sitzung und auf die zu magnetisierende Person. Sie behielten zwar die über Kleider oder Leib abwärts gehenden sanften Streichungen bei, richteten aber ihr Augenmerk vornehmlich auf innere Beruhigung und Konzentration der Aufmerksamkeit. Bekannt ist ja, wie beruhigenden Einfluß derartige einfache Striche, falls sie über leicht bekleidete oder unbekleidete Körperteile ausgeführt werden, auf die empfindenden Hautnerven ausüben. Die Mutter streichelt ihrem Kinde sein Weh, und mancher Erwachsene hat sich schon seinen Kummer durch eine sanfte Hand hinwegstreicheln lassen. Auch die schmerzlindernde Wirkung leichter Massage erklärt jenen beruhigenden Einfluß zum Teil. Er genügt mitunter, um geringe Schmerzen oder nervöse Spannungszustände zu heben. Wie dabei Puységur zuerst einen somnambulen Zustand beobachtete, beschreibt er selbst folgendermaßen:

„Diese unbedeutenden Erfolge ermunterten mich zu dem Versuche, ob ich einem jungen Bauern von 23 Jahren helfen könne. Er lag seit vier Tagen an einer Lungenentzündung darnieder, mit Seitenstechen und Blutspeien; ich besuchte ihn am letzten Dienstag, den 4. d. M. (Mai 1784), abends 8 Uhr. Das Fieber begann nachzulassen. Ich ließ ihn aufstehen und magnetisierte ihn; — welches Erstaunen ergriff mich, als ich vor Ablauf einer halben Viertelstunde diesen Mann ruhig in meinen Armen entschlummern sah, ohne Zuckungen und ohne Schmerzen! Ich trieb es bis zur Krise, wodurch er zu Phantasien kam, er redete, sprach laut über seine Geschäfte; als dann meinem Urteil nach seine Vorstellungen eine für ihn unangenehme Richtung nahmen, suchte ich ihnen eine andere, mehr heitere Richtung zu geben, was mir ohne große Mühe gelang. Nun war er zufrieden, war in seiner Vorstellung beim Preisschießen, auf einem Tanzfest usw. ... Ich gab mir nun Mühe, diese Vorstellungen bei ihm zu nähren und siehe da: Ich zwang ihn, auf seinem Stuhl lebhafte Bewegungen aufzuführen wie im Tanze, nach einer Melodie, die er laut sang, nachdem ich sie in Gedanken vorgesungen hatte. Hierdurch rief ich bei dem Kranken einen reichlichen Schweiß hervor, und nachdem die Krise eine Stunde gedauert hatte, beruhigte ich ihn und verließ sein Zimmer. . . . Kurz, Victor (so hieß der Somnambule) genas und wurde sofort ein berühmtes Medium."

Zuerst ausgesprochene Ruhe, dann eine Art Krise und schließlich der schlafähnliche Zustand, benutzt, um auf eine ganz andere Weise direkt auf das Vorstellungsleben einzuwirken. Puységur rief den Somnambulismus noch durch Passes hervor, suchte aber stets beruhigende Wirkungen und vermied die Krisen, denen noch sein Meister Mesmer besondere Heilkraft zutraute.

Den mehr körperlich wirkenden Methoden trat dann 1814 die rein seelisch wirkende Farias gegenüber. Der grundlegenden Wichtigkeit seiner Methode halber wollen wir sie ihn selbst erzählen lassen:

„Die Maßnahmen, deren ich mich zum Einschläfern bediene, sind höchst einfach. Ich setze die Betreffenden bequem auf einen Stuhl, spreche mit Nachdruck das Wort „Dormez" oder ich zeige ihnen auf einige Entfernung meine offene Hand, indem ich sie anweise, sie fest anzusehen, ohne die Augen abzuwenden und ohne die Freiheit des Blinzelns zu beschränken. Im ersten Fall heiße ich sie die Augen schließen. Ich bemerkte dann stets, daß, wenn ich mit Nachdruck auf sie den Befehl, zu schlafen, einwirken lasse, ein Zittern alle ihre Glieder durchläuft, und dann schlafen sie ein. Diese Erschütterung ist ein sicherer Beweis, nicht nur für die erforderliche Anlage, sondern auch für ihren guten Willen, sich der Konzentration hinzugeben.

Im anderen Falle nähere ich, sobald ich sehe, daß sie nicht mehr mit den Augen blinzeln, allmählich meine offene Hand bis auf kurze Entfernung, und wenn ich sehe, daß sie nicht, wie sonst, ihre Lider schließen, so stelle ich noch eine andere Probe mit ihnen an, die ich sofort mitteilen werde.

Wenn die eben erwähnten Maßnahmen nicht die erwartete Wirkung haben, so berühre ich die Personen, die ich für geeignet halte, an dem Scheitel, an beiden Stirnhöckern, an der Nase am Abfall des Stirnbeins, in der Gegend des Zwerchfells, des Herzens, an beiden Knien und an beiden Füßen. Die Erfahrung hat auch gelehrt, daß ein leichter Druck auf die Teile, an denen das Blut besonders flüssig ist, immer eine Konzentration hervorruft, die zur Ablenkung der Sinne genügt, wenn nicht der Wille sich dem widersetzt, oder das Begriffsvermögen geschwächt ist; und daß weiter einige der erwähnten Teile immer diese zur Erhaltung des Lebens absolut unentbehrliche Bedingung in sich bergen..."

Gilles de la Tourette, dem ich diese Schilderung entnehme, bemerkt mit Recht, daß Farias Lehre schon die ganze spätere Theorie der Suggestion im Keime enthalte, und wir können hinzusetzen, auch alle späteren Methoden; das Fixieren des Blickes, die Konzentration der Aufmerksamkeit und vor allem den Schlafbefehl, die Schlafsuggestion. Wenn wir aber glauben würden, daß mit dieser scheinbar so einfachen Methode mehr als ab und zu eine Person einzuschläfern ist, so würden wir uns arger Täuschung hingeben. Farias Methode wirkte 1814 mit der Kraft einer Neuigkeit auf die Gemüter und zwar in der Hand eines eminent faszinierenden Menschen. Und er hatte viel Zulauf aus ganz Paris, bis ihn ein Schauspieler, welcher sich schlafend gestellt hatte, um ihn hinters Licht zu führen, der öffentlichen Lächerlichkeit preisgab. Dieser Eklat und zahlreiche Mißerfolge seiner Nachahmer begruben seine Methode größtenteils, bis ihr, wie geschildert, Braid zur Auferstehung aus der Asche der Verachtung verhalf. Bis dahin wurde weiter mesmerisiert.

Braids Verfahren hingegen suchte hauptsächlich durch Konzentration der Sinne und der Aufmerksamkeit zu wirken. Braid sagt:

„Man nehme irgendeinen glänzenden Gegenstand (ich benutze gewöhnlich mein Lancette-Besteck) zwischen Daumen, Zeigefinger und Mittelfinger der linken Hand; diesen halte man in einer Entfernung von 25—45 cm vom Auge in derartiger Stellung oberhalb der Stirn, daß es der größten Anstrengung von seiten der Augen und der Lider zur scharfen Fixierung des Gegenstandes bedarf. Außerdem muß man dem Patienten einschärfen, daß er die Augen immer fest auf den einen Gegenstand gerichtet halten solle, und daß die Gedanken sich ebenfalls nur mit dem Vorhaben beschäftigen dürfen. Die erste Beobachtung, die man nun macht, ist die, daß infolge der gleichmäßigen Anstrengung der Augen die Pupillen kleiner werden; bald darauf beginnen sie sich zu erweitern und nachdem sie sehr weit geworden sind und eine schwankende Bewegung bekommen haben, werden sich sehr wahrscheinlich, wenn man den ausgestreckten Zeige- und Mittelfinger der rechten Hand vom Gegenstand aus den Augen nähert, die Lider von selbst schließen mit einer zitternden Bewegung. Wenn es nicht so kommt, oder wenn der Patient die Augäpfel bewegt, so muß man ihn auffordern, von vorn anzufangen, indem man ihm einschärft, daß er die Augen in derselben Stellung ruhig halten muß und seine Gedanken nur auf den Gegenstand über seinen Augen richten darf. Meistens werden sich dann die Augen mit einer zitternden, also krampfartigen Bewegung schließen."

Interessanterweise hat auch Braids Fixierungsmethode altehrwürdige Vorgänger. Schon die indischen Yogis und Fakire, persische Magier und vor allem ägyptische Zauberer benutzten und benutzten im sogenannten Mandeb eine der Braidschen ähnliche Methode. Sie wird von Rossi, einem ägyptischen Arzt, folgendermaßen geschildert:

„Der Zauberer nimmt einen reinen weißen Porzellanteller, zeichnet in die Mitte zwei sich kreuzende Dreiecke, deren Inneres er mit kabbalistischen Worten und Formen ausfüllt und läßt dann eine junge Person die Mitte der Dreiecke scharf fixieren. Nach vier oder fünf Minuten erscheint ihr im Fixierpunkt ein schwarzer Punkt, der sich ver-

Fixierungsmethoden

größert, schwankt, wechselnde Gestalt annimmt oder hin und her tanzt. Auch hierbei tritt bei empfänglichen Personen nach einigen Minuten ein Zustand von Schläfrigkeit oder Konzentration ein, eventuell mit sogenannten hellseherischen Zuständen."

Im Altertum genossen besonders die Edelsteine, Beryll, Opal u. a. ähnliches Renommee luzide Zustände hervorzurufen, wenn sie fixiert wurden.

Braid also wurde von der Anschauung geleitet, daß man die Sinne ermüden müsse, um Schlaf herbeizuführen, und in der Tat, wenn man, wie er es tat, mit nach oben gerichteten Augen einen glänzenden Punkt fixieren läßt, so tritt sehr bald ein Gefühl von Augenermüdung und schließlich auch allgemeiner Müdigkeit ein, besonders bei empfänglichen Personen; eine Wirkung, von welcher sich jeder meiner Leser selbst überzeugen kann. Hält man z. B. bei gestütztem Arm eine Fingerspitze so dicht vors Auge, daß man Mühe hat, sie noch deutlich und einfach zu sehen — etwa 10 bis 15 cm —, so wird man schon nach einer halben bis einer Minute die Ermüdung bemerken. Die Umrisse werden breit, breiter und undeutlich, die Helligkeit wechselt auf und ab, die Augen fangen an zu brennen, zu tränen, zu ermüden, die Umrisse schwanken hin und her, es ziehen immer dichtere und immer größere Schleier übers Gesichtsfeld und schließlich — vorausgesetzt, daß man überhaupt imstande ist, die Augen ruhig zu halten — drängt es die Augen zu schließen und zu ruhen. Ähnliche Wirkungen hat die Einwirkung einer glänzenden Fläche. Der Glanz hat ja überhaupt anfänglich etwas Erregendes und Beunruhigendes, dann aber auf die Dauer Ermüdendes. Wer hätte nicht schon die magische Gewalt empfunden, mit welcher eine ruhig glänzende Meeresfläche den Blick bannt und wie sie Ibsen in seiner „Frau vom Meer" personifiziert hat, wer nicht schon beobachtet, wie unverwandt oft kleine Kinder glänzende Dinge anstarren! — und nicht nur Kinder, auch Erwachsene sind oft zu ihrem Nachteil gebannt, bezaubert von glänzendem Geschmeide, von glänzenden Edelsteinen; eine Wirkung, welche in vielen Fällen zur Erklärung sonst unerklärlicher Juwelen- und Warenhausdiebstähle beiträgt! Der naheliegende Gedanke, daß auch dem Hineinfliegen der Vögel und Insekten in ein helles Licht Hypnose zugrunde liege, bedarf späterer Ausführung. Hypnotiseure alter Schule, namentlich Laienhypnotiseure, benutzen heutzutage noch die veraltete Methode Braids. Sie geben ihren Personen Nadeln mit glänzenden Köpfen oder kleine Spiegel dicht vors Auge, oder lassen von der Decke herabhängende Kristalle oder Glaskugeln einige Minuten fixieren. Schon dabei tritt bei einigen Müdigkeit, Augen- und Gliederschwere ein, und der Hypnotiseur hat leichteres Spiel. Durch die Methode von Nancy aber wurde Braids Methode allmählich verdrängt, und mit Recht; denn sie trübt das Bild der Hypnose, sie führt auf Umwegen dahin, wohin uns sicherer direkte Suggestion führt, und sie birgt Gefahren, welche die Suggestivmethode nicht kennt. Es ist nämlich wiederholt vorgekommen, daß Personen, welche öfter durch Fixation glänzender Gegenstände hypnotisiert worden waren, nun von selbst in Hypnose, in Autohypnose fielen, sobald sie einen glänzenden Gegenstand erblickten; z. B. schlief ein Kind stets ein, wenn es eine glänzende Wasser- oder Spiegelfläche erblickte, oder ein junges Mädchen schlief in der Straßenbahn ein, als ihr der glitzernde Hutnadelknopf einer gegenübersitzenden Dame ins Auge fiel. Beide waren vordem dem Braidismus unterworfen gewesen. Ich halte deshalb Braids Methode für nicht unbedenklich und vor allen Dingen für entbehrlich. Ich selbst vermißte sie niemals und halte ihre Anwendung nur in seltenen, hartnäckigen Fällen für erlaubt. Außerdem passieren unangenehme Zwischenfälle wie Krämpfe oder Ohnmachten, häufiger bei der Fixationsmethode, lassen sich hingegen völlig vermeiden durch diejenige Methode, welche fortschreitende psychologische Einsicht als richtige und naturgemäße erkannt hat. Als Vater dieser Methode hatten wir Faria erwähnt; sie aber zu voller, bewußter Entwicklung gebracht zu haben, ist das Verdienst der Schule von Liébault und Bernheim. Sie gründet sich auf die Tatsache, daß sehr viele Vorgänge unsres leiblichen Wesens mit einer entsprechenden Vorstellung mehr oder weniger eng verbunden sind und dementsprechend durch die Vorstellung selbst hervorgerufen werden können, sofern nur die Vorstellung möglichst mit ihrer Anfangsgeschwindigkeit — in statu nascendi, sagt der Chemiker — im Bewußtsein wachgerufen, suggeriert wird. Und da auch der Schlaf ein teils körperlicher, teils seelischer Vorgang ist, konnte ihn Faria lediglich durch energische Anregung der Schlafvorstellung herbeiführen. Bei weniger Fügsamen mußte er freilich längere Fixation vorausschicken.

Ausschließlich auf Suggestion gründete nun Liébault seine Methode. Er ließ den zu hypnotisierenden Kranken eine bequeme Haltung, meist die sitzende, einnehmen, die Augen unbeweglich auf die seinen richten, um störende Einflüsse abzuhalten, befahl ihm, nur an Schlaf und Heilung zu denken und kündigte ihm dann die Anfangserscheinungen des Schlafes an: Erschlaffung des Körpers, Schwere der Lider, Gedankenruhe usf. Wenn er bemerkte, daß die gegebenen Versicherungen wirksam wurden, wenn die Lider zuckten und schwer wurden, die Augen einen starren Blick annahmen, die Pupillen zu schwanken begannen, dann sagte er ruhig aber energisch: „Jetzt schlafen Sie!"; eventuell schloß er mit sanftem Druck die Augen und wiederholte die Schlafversicherung. Schlug der erste Versuch fehl, so wiederholte er ihn am nächsten Tage oder noch öfter. Mit dieser von Bernheim und den meisten Hypnotiseuren von heute angenommenen Methode gelang es Geübten, mehr als $3/4$ aller Personen in einen mehr oder weniger tiefen Schlummer zu versenken. Mitunter ist es nützlich, durch kleine Handgriffe den Eintritt der Hypnose zu begünstigen; wesentlich aber bleibt es die Vorstellung des Schlafs, das Gefühl des Einschlafens möglichst zu befördern. Alle Einzelheiten dieser Methode zu beschreiben, alle Abänderungen, die der erfahrene Hypnotiseur treffen muß, je nach der Persönlichkeit des Einzuschläfernden, würde zu weit führen und nicht im Zweckbereich dieses Heftes liegen. Je gebildeter, je geistig selbständiger ein Mensch ist, um so weniger läßt er sich natürlich überrumpeln oder in den Schlaf hineinkommandieren; um so mehr muß der „Konzentrateur" mit den Feinheiten der Psychologie, speziell der Psychologie des Schlafs und der Suggestibilität oder Beeinflußbarkeit vertraut sein, um eine vollkommene Hypnose zu erzielen. Die Hypnotisierbarkeit ist bei Gebildeten und Ungebildeten annähernd gleich, nur die Schwierigkeiten sind bei Gebildeten größer als bei Ungebildeten.

Eine sehr wichtige Modifikation der Methode Liébaults wurde vor etwa zwei Jahrzehnten von Oskar Vogt ausgearbeitet. Er bedient sich ebenfalls ausschließlicher (Wort-)Verbalsuggestionen und erstrebt Schlafvertiefung nicht in einem Zuge, sondern in mehreren durch wiederholtes Erwecken getrennten Stufen. Nach jeder Reihe von Suggestionen wird die Versuchsperson geweckt, damit sie über ihre Empfindungen Auskunft gebe. Auf Grund der erhaltenen Auskunft wird dann die Hypnose stufenweise weiter vertieft, bis zu größtmöglicher Schlaftiefe. Der Vorteil dieser Methode ist die Möglichkeit, mit seinem Medium in innigerem seelischen Kontakt zu bleiben und üble Zwischenfälle oder Nachwirkungen mit größerer Sicherheit verhindern zu können.

Mit diesen Methoden sind keineswegs alle möglichen erschöpft, denn wie viele Wege nach Rom, so führen viele zur Hypnose. Jeder Hypnotiseur wird mit wachsender Erfahrung sich die seiner Persönlichkeit am besten angepaßte Methode herausbilden. Wie verschieden diese aber auch sein mögen, mögen sie einfach, oder aus verschiedenen zusammengesetzt sein, stets lassen sie sich auf die drei besprochenen Grundtypen zurückführen: auf die von Mesmer, Braid oder Liébault. Sie wird entweder eine magnetische oder eine Fixations- oder eine Suggestivmethode, eventuell aus mehreren gemischt sein: jedweder Methode wesentlichster Bestandteil aber sind Suggestionen. Diese brauchen keineswegs immer wörtlich gegeben zu sein, sondern können sich auch, veranlaßt durch gewisse Wahrnehmungen, in der Versuchsperson mit derselben Schnelligkeit und Unwiderstehlichkeit wie eine Fremdsuggestion entwickeln und werden deshalb Selbst- oder Autosuggestionen genannt. Jemand braucht nur zu wissen, zu welchem Zweck er mit magnetischen Strichen behandelt wird, damit sich in ihm eventuell die Autosuggestionen „Jetzt werde ich ruhig, jetzt werden meine Schmerzen aufhören, jetzt werde ich einschlafen" o. ä. entwickeln. Durch derlei Autosuggestionen sind die meisten Wunderwirkungen zu erklären, welche Mesmer erreichte. Anfangs glaubte selbst Liébault noch an eine rein magnetische Wirkung, weil er bei einer Reihe von Kindern unter drei Jahren durch bloßes Handauflegen auf eine kranke Stelle auffallend günstige Wirkungen sah; später aber gestand er selbst, daß er sich täuschte und suggestive Wirkungen nicht ausschließen konnte.

Wie das Einschläfern, so hat sich auch die Methode des Erweckens aus der Hypnose geändert, das Dehypnotisieren, wofür ich als gut deutsch „entschläfern" vorschlage. Früher war es üblich, Hypnotisierte dadurch zu wecken, daß man ihnen mit der Hand übers Gesicht fuhr oder sie anblies. Der gelinde, dadurch bewirkte Schreck weckt Flachschlafende meistens. Dem Tiefschlafenden gegenüber versagt dies Mittel, und in der Tat passiert es Unerfahrenen gelegentlich, daß Hypnotisierte durch solche mehr körperlich wirkende Mittel unerweckbar sind. Überdies hat diese Methode mitunter Nachwirkungen in Form von Kopfschmerz, Mattheit, Übelbefinden im Gefolge. Seit Liébault weckt man den Hypnotisierten durch dasselbe Mittel, durch welches man ihn einschläfert, nämlich durch die Suggestion des Erwachens: „Wenn ich bis drei gezählt habe, erwachen Sie!" o. ä. Tiefschlafende können überdies nur vom Hypnotiseur geweckt werden, oder von einem andern, welcher die Suggestionen des Hypnotiseurs nachahmt.

Hypnotisierbarkeit.

Wir haben gesehen, daß bei allen Hypnotisierungsmethoden die Suggestion, die Eingebung den Angelpunkt der Wirkung bildet, und diese Wirkung fällt je nach der Beschaffenheit des Hypnotiseurs und des Hypnotisierten verschieden aus. Der scharfe Gegensatz zwischen der Pariser Schule Charcots und der in Nancy begründeten tritt auch in der Angabe über die Hypnotisierbarkeit scharf zutage. Charcots Meinung, daß nur nervöse, speziell hysterische Menschen zu hypnotisieren wären, weil Hypnose nur eine besondere Form von Hysterie, eine künstliche Hysterie sei, wurde durch die Resultate aller derjenigen widerlegt, welche mit den Methoden von Nancy arbeiteten. Während man früher eine gelungene Hypnose für eine Rarität hielt, für ein Kunststück, welches nur bei eigentümlich veranlagten, bei nervösen oder gar beschränkten Menschen gelingen könnte, haben uns die vergangenen Jahrzehnte gelehrt, daß Hypnotisierbarkeit eine allgemein verbreitete menschliche Eigenschaft ist. Denn Hypnotisieren heißt ja nichts andres als beeinflussen im Sinne des Einschlafens. Da nun jeder nicht geisteskranke Mensch einschlafen kann und in irgendeinem Grade seelisch beeinflußbar ist, so können auch — dies ist die Erfahrung geübter Hypnotiseure — fast alle Geistesgesunden hypnotisiert werden. Bernheim hielt jeden hypnotisierenden Arzt für ungenügend geübt, welcher nicht wenigstens 80% seiner Patientin einzuschläfern vermöge. Liébault fand unter 100 Personen durchschnittlich nur drei völlig unbeeinflußbare und refraktäre. Wetterstrand in Stockholm fand 3%, Belander in Jönköping 2%, van Renterghem in Amsterdam 6%, Schrenck-Notzing 10%, Tuckey 14%, Forel hatte 6% refraktäre, ich selbst hatte in den ersten Jahren meiner Wirksamkeit 6%, eine Ziffer, welche sich in folgenden Jahren infolge fortschreitender Übung auf 2% reduzierte, also von 100 Nervenkranken konnte ich nur zwei gar nicht beeinflussen. Man kann also als Durchschnittszahl mit Sicherheit annehmen, daß von 100 beliebigen Geistesgesunden 90 bis 95 einzuschläfern sind. Unter den nicht zu Beeinflussenden befinden sich meiner und andrer Erfahrung nach viele Nervöse, während Nervengesunde im allgemeinen tiefer als Nervöse einzuschläfern sind. Zwei Charcots Hypnosetheorie widersprechende Tatsachen. Der allgemeinen Meinung gegenüber, daß nur nervöse Menschen zu hypnotisieren wären, betone ich also, daß unter sonst gleichen Bedingungen ein Mensch um so leichter einzuschläfern, je weniger er nervös ist. Daß Geisteskranke nicht zu beeinflussen, also auch nicht zu hypnotisieren sind, erwähnte ich schon, denn Hypnotisierbarkeit setzt ein normal funktionierendes Vorstellungsleben voraus. Aus dem Grunde sind auch Kinder erst hypnotisierbar, wenn sich ihnen die nötigen Vorstellungen entwickelt haben; etwa vom dritten Jahre an, also der Zeit, in welcher sich begriffliches Denken und zusammenhängende Erinnerungsfähigkeit auszubilden pflegt. Bis ins dritte Jahr pflegen ja auch unsre ersten Lebenserinnerungen zurückzureichen.

Selbstverständlich hängt das Gelingen der Hypnose von recht viel verschiedenen Umständen ab, deren eine Reihe im Hypnotiseur, deren andre im Medium liegt. Man erzählt, daß Farias faszinierender Einfluß, den bis dahin ganz Paris bestaunt hatte, erlosch, nachdem ihn ein Heuchler lächerlich gemacht hatte. Sehr begreiflich, denn der Hypnotiseur darf auf alle Fälle nicht lächerlich erscheinen. Er muß ernste Ruhe erkennen lassen, muß freundlich aber bestimmt sein, er muß wissen, was und wie er suggeriert, und muß vor allen Dingen Zeit haben. Wenn auch bisweilen Hypnosen im Moment gelingen, so erfordern doch die meisten viel Geduld und Zeit, mitunter eine halbe Stunde und mehr. Kurz, die ganz seelische Disposition des Hypnotiseurs, seine Stimmung, seine Geistesgegenwart, seine Konzentrierung bestimmen in schwierigeren Fällen das Gelingen. Gedrückte Stimmung, nicht vollkommene Frische, Ablenkungen, denen er sich nicht entziehen kann, alles dies erschwert den Erfolg. Die Bedingungen, unter denen sich der zu Hypnotisierende befindet, sind für das Gelingen der Hypnose um so günstiger, je mehr sie im allgemeinen denen des natürlichen Schlafes ähneln. Die zu hypnotisierende Person muß in ruhiger Umgebung sein, darf vorher durch keine Erregungen, sei es Freude, Ärger, Kummer oder lebhafte Gespräche, beunruhigt sein; sie muß von der Verbindung mit ihrer Umgebung möglichst gelöst sein, sie soll der Hypnose selbst innerlich nicht widerstreben, und sie soll dem Hypnotisierenden ein gewisses Maß von Vertrauen und Respekt entgegenbringen. Je mehr der Hypnotiseur ihr als Autorität gilt, um so besser schlagen Suggestionen ein; deshalb sind Untergebene leichter als Gleich- oder Höherstehende, Dienende leichter als Herrschende, Fremde leichter als Bekannte, Jüngere leichter als Ältere, Mindergebildete leichter als Gebildete oder gar Eingebildete zu hypnotisieren; besonders leicht sind es Kinder, Soldaten und Dienstboten, also Personen, welche an Fügsamkeit gewöhnt und zu Gehorsam erzogen sind. Sie kann man oft in wenigen Minuten in tiefen erinnerungslosen Schlaf mit Sinnestäuschungen oder Befehlsautomatie versenken. Eigensinnigen widerstrebenden Naturen fehlt die suggestive Schmiegsamkeit. Wenn ich z. B. Kinder hypnotisiere, kann ich aus der Art, mit welcher sie meine Suggestion annehmen, meist ersehen, ob sie gut erzogen oder verzogen und eigensinnig sind. Das Einschläfern geistig und sozial hochstehender Menschen ist schwieriger, weil es sorgfältigere Rücksichtnahme auf ihre Urteilsfähigkeit und geistige Persönlichkeit verlangt. Trotzdem sind in den genannten Zahlen Personen jedes Bildungsgrades enthalten. Auch unter Gebildeten gibt es viele Unterschiede. Ich habe oft die Erfahrung gemacht, daß disziplinierte Menschen — z. B. Beamte — leichter als nicht Disziplinierte zu beeinflussen sind. Selbst intime Kenntnis der Hypnose und der Hypnotisierungsmethoden ist kein Hindernis, da schon verschiedene Beschreibungen von hypnotisierten Hypnotiseuren vorliegen (Bleuler, Tor, Straaten u. a.). Damit aber nun die mit Einverständnis angenommene Suggestion den Vorgang des Einschlafens herbeiführe, ist noch eine besondere Fähigkeit nötig, welche Durand und Forel das ideoplastische Vermögen genannt haben, nämlich die Fähigkeit des Gehirns, die Suggestion sich innig und tief zu eigen zu machen, zu assimilieren. Um ein Gleichnis anzuführen, so kann ein Besuch in befreundetem Hause korrekt und höflich aufgenommen und doch nicht warm werden, weil Milieu und Bewohner des Hauses ihm nicht nahe kommen, sich nicht seelisch mit ihm verbinden, während er in anderm Hause, obwohl weniger höflich aufgenommen, sich doch heimisch und behaglich fühlt. So können auch Suggestion gleichsam kalt und warm aufgenommen werden. Im ersten Falle wird sie als abstrakte Vorstellung angenommen und bleibt ein Fremdkörper im Gehirn, im letzteren Falle wird sie gewissermaßen mit Verständnis empfangen und schlägt sofort Wurzel im Unterbewußtsein. Diese Fähigkeit, welche leichter zu fühlen als zu definieren ist, ist wesentlich Sache der Phantasie; deshalb haben alle mit Einbildungskraft oder Phantasie begabten Naturen gegenüber den trockenen, kritischen Verstandesmenschen den Vorzug größerer Suggestibilität. Besonders leicht sind Kinder, Knaben und Mädchen zu hypnotisieren, weil bei ihnen sich geistige Fügsamkeit mit lebhafter Phantasie verbindet. Aus den umgekehrten Gründen nimmt die Suggestibilität in höheren Lebensjahren ab, denn je greisenhafter der Mensch, um so geringer die Anpassungsfähigkeit seines Gehirns an fremde Eingebungen. Hingegen findet die naheliegende Vorstellung, daß Frauen leichter zu beeinflussen sind als Männer, in der Statistik keine Begründung; vielmehr ist das Verhältnis für die mittleren Schlafgrade das gleiche. Die tiefen Schlafgrade sind sogar bei Männern häufiger als bei Weibern zu erreichen. Dagegen spielen Rassenunterschiede eine gewisse Rolle. Wiewohl die statistischen Ergebnisse der Hypnotisierbarkeit aus den meisten Kulturländern ziemlich übereinstimmen, so ist es doch kein Zufall, daß der Hypnotismus in Frankreich gewissermaßen entdeckt und studiert wurde. Besonders die tiefen Schlafstadien mit tiefster Beeinflußbarkeit der ganzen geistigen Persönlichkeit sind im französischen Krankenmaterial doch leichter als im deutschen zu erreichen.

Grade der Hypnose.

Je mehr der Zustand des Eingeschläferten sich dem Tiefschlafe nähert, um so tiefer nennt man den Grad der Hypnose; vorausgesetzt, daß die seelische Verbindung zwischen dem Eingeschläferten und dem Einschläfernden, der sogenannte Rapport noch erhalten bleibt; und dieser Rapport zeigt sich in der Erweckbarkeit. Es kommen gelegentlich Menschen vor, welche sehr leicht und tief einzuschläfern sind; sie schlafen dann mitunter so tief, daß der Hypnotiseur sie nicht durch den einfachen Befehl erwecken kann, sie verhalten sich wie natürlich Tiefschlafende. Einen solchen Zustand nennt man einen suggestiv bewirkten Schlaf, aber nicht mehr Hypnose; ihr Merkmal ist also Erhaltung des Rapports; und dieser bleibt auch erhalten, wenn die Hypnose so tief ist, daß der Erweckte keine Erinnerung mehr an das in der Hypnose Erlebte besitzt.

Schon die nach alter Methode Magnetisierten, die um Mesmers Baquet Herumsitzenden, boten sehr verschiedene Zustände dar. Die einen waren müde, die andern erregt bis zu Zitterkrämpfen, andre schliefen völlig ein, noch andre verharrten in seltsamen Haltungen usf.; Puységur fand zuerst den eigentümlich tiefen Schlafzustand mit gesteigerter Sinnestätigkeit, und endlich beschrieb Braid sehr eingehend verschiedene Zustände. Die erste bestimmte Einteilung dieser Stadien der Hypnose stellte Charcot auf, Katalepsie, Lethargie und Somnambulismus. Die Katalepsie stellte sich Charcot bei seinen Versuchen in der Salpêtrière am häufigsten ein. Ein plötzliches Geräusch oder der kurze Anblick eines grellen Lichtes (Drummondsches Kalklicht) genügte, um das Medium in einen Zustand willenloser Starre, aber bei erhaltenem Bewußtsein, zu versetzen. Die Augen waren weit geöffnet, das Gesicht empfindungslos und die Glieder verharrten gleich einem Bleidraht in jeder Stellung, welche man ihnen gab; sie waren kataleptisch: ein Zustand, welchen Donato später als Faszination bezeichnete. Das körperliche Zeichen dieses Zustandes sollte eine erhöhte Erregbarkeit der Nerven und Muskeln sein (vermehrte neuromuskuläre Exzitabilität). Eine wirkliche kataleptische Armhaltung unterscheidet sich dadurch von einer etwa vorgetäuschten, simulierten, daß sie auf einer berußten Trommel, Kymographion, eine ziemlich ruhige Linie gibt, wogegen der Arm bei nur vorgetäuschter Katalepsie schon nach wenigen Minuten infolge von Ermüdung zu zittern beginnt. Außer der Katalepsie, Analgesie oder Empfindungslosigkeit besteht die Möglichkeit Sinnestäuschungen hervorzurufen. Durch Schließen der Augenlieder geht die Katalepsie nach Charcot in Lethargie oder schlaffen Schlaf über; Kopf und Glieder sinken schlaff herunter, das Medium schläft völlig bei Empfindungslosigkeit und erhöhter Nerven- und Muskelerregbarkeit. Das dritte Stadium Charcots ist der Somnambulismus, welchen er durch Reiben des Scheitels aus der Lethargie oder Katalepsie entwickelt. Äußerlich gleiche der Somnambule dem Lethargischen, bei der Untersuchung aber zeige ersterer gesteigerte Muskelerregbarkeit und erhöhte Sinnesempfindlichkeit, so daß ein Somnambule noch feinsten Druck im Dunkeln bei geschlossenen Augen lesen könne, in weiter Entfernung noch hören und die Strahlung einer $1/2$ Meter entfernten menschlichen Hand noch als Wärme empfinden könne. Daß dies tatsächlich möglich, haben meine auf S. 82/83 erwähnten Versuche erwiesen. Auch die Gehirnfähigkeit könne außerordentlich gesteigert sein. Der Kunstgesang, den in Du Mauriers Roman z. B. die hypnotisierte Trilby ausführt, würde nur im Stadium des Somnambulismus möglich sein. Diese drei Stadien setzen nach Charcot den „grand hypnotisme" zusammen, die große hypnotische Neurose; denn nach seinen Lehren war ja Hypnose künstliche Hysterie, ein künstlich hervorgerufenes Nervenleiden. Ich besprach diese Stadien ausführlich, weil sie durch Charcots Namen Berühmtheit erlangt haben und auch jetzt noch hier und da anerkannt werden. Charcot hat nicht recht behalten. Er hatte nämlich seine Versuche nur an einigen wenigen hysterischen Weibern angestellt, und die abnorme Suggestibilität solcher Kranken läßt bisweilen jeden Zustand erreichen, dessen Erwartung die Worte des Arztes erraten lassen. Seine übersuggestiblen Kranken ahnten, was Charcot erwartete, und produzierten es. Überdies hat Charcot jahrelang immer dieselben Versuchspersonen benutzt und dadurch sehr bald eine einseitige hypnotische Dressur erreicht. Bernheim, welcher jene Versuche sorgfältig nachprüfte, fand niemals die Merkmale eines Charcotschen Stadiums, sondern nur wenn er entsprechende Suggestionen dazugab oder erraten ließ. Natürlich sich entwickelnde Hypnosen zeigen die Tiefengrade, welche zuerst die Schule von Nancy angab.

Liébault unterschied sechs Grade mit folgenden Merkmalen.

1. Grad: Schlafsucht mit Schläfrigkeit, Schwere des Kopfes, Schwierigkeit die Glieder zu heben. — Nicht weiter als bis zu diesem Stadium kamen etwa 6% seiner Patienten oder Versuchspersonen.

2. Grad: Leichter Schlaf mit beginnender Katalepsie. Das Medium behält gegebene Gliederstellungen bei, kann sie aber bei Aufforderung noch überwinden, sogenannte passive Katalepsie. — So weit kamen etwa 17%.

3. Grad: Tiefer Schlaf mit Betäubungsgefühl, ausgesprochener Katalepsie, so daß die Person gegebene Stellungen nicht überwinden kann; und mit automatischen Bewegungen, d. h. einförmigen Gliederbewegungen, welche die Person nicht aufzuhalten vermag, wenn sie vom Hypnotiseur einmal eingeleitet sind. — Dahin kamen 36%.

4. Grad: Zwischenstufe zwischen leichterem und somnambulem Schlaf mit Katalepsie, automatischen Bewegungen und engerem Rapport. Die Person hört nur noch den Hypnotiseur sprechen. — So tief schlafen etwa 7%.

5. Grad: Gewöhnlicher somnambuler Schlaf mit Erinnerungslosigkeit oder Amnestie nach dem Erwachen und Halluzinationen oder Sinnestäuschungen während des Schlafes. — Dieses Grades wurden 25% teilhaftig.

6. Grad: Tiefer somnambuler Schlaf mit Amnestie nach dem Erwachen, Halluzinationen während und nach der Hypnose und Befehlsautomatismus nach dem Erwachen, d. h. in der Hypnose aufgetragene Handlungen werden nachher ohne Besinnen ausgeführt. — Zu diesem tiefsten Grade kamen etwa 5%.

Eine noch subtilere Einteilung hypnotischer Zustände hat Bernheim gegeben. Er unterschied zwei Hauptarten mit verschiedenen Unterarten.

Die erste Hauptart enthält die Zustände mit erhaltener Erinnerung nach dem Erwachen, also ohne Amnestie.

1. Grad: Mit Liébaults erstem Grade übereinstimmend.
2. Grad: Unfähigkeit, die Augen spontan, d. h. willkürlich zu öffnen.
3. Grad: Katalepsie mit erhaltener Fähigkeit sie zu überwinden. (Passive Katalepsie.)
4. Grad: Unüberwindliche (aktive) Katalepsie.
5. Grad: Unfreiwillige, suggestive Kontraktur, meistens mit Schmerz und Unempfindlichkeit oder Analgesie verbunden.
6. Grad: Automatischer Gehorsam.

Die zweite Hauptart enthält die Zustände mit Amnesie nach dem Erwachen. Dazu gehören:

7. Grad: Amnesie ohne Halluzinationen.
8. Grad: Suggestive Halluzinationen während des Schlafes.
9. Grad: Hypnotische und posthypnotische Halluzinationen.

Jeder dieser Grade umfaßt auch die Zeichen der vorhergehenden. Im übrigen betont Bernheim natürlich selbst, daß strenge Scheidung dieser Stufen Kunstprodukte bedeuten würde. Sie gehen fließend ineinander über, ja, es können sogar einzelne Hauptsymptome gar nicht zur Ausprägung kommen; so z. B. kann eine Person suggestive Sinnestäuschungen produzieren ohne Amnesie, eine andre Amnesie darbieten ohne ausgesprochene Katalepsie, eine dritte automatische Bewegungen jeder Art zeigen und doch nicht schmerzunempfindlich sein, usf.

Die Symptome der Hypnose schließen sich eben keineswegs wie die Glieder einer Kette aneinander, und das deutliche Vorkommen eines oder des andern Zeichens in der Hypnose beruht meist auf Verschiedenheiten der persönlichen Anlage. Wenn z. B. ein Mensch träumerisch veranlagt ist, so behält er, wenn er in Gedanken verloren, oft gegebene Gliederhaltungen, ohne es zu merken, bei. Man kann ihm einen Arm hochheben, und er hält ihn ruhig in der Luft, zeigt also passive Katalepsie. Bei solchen Personen genügt flache Hypnose, um ausgesprochene Katalepsie hervorzurufen, während vielleicht Analgesie erst im tiefen Schlaf eintritt. Bei einem andern, welcher sehr lebhafte und bewegliche Gesichtserinnerungsbilder hat, der auch nachts leicht und lebhaft träumt, kann man oft schon im mittleren Schlafe traumähnliche Visionen suggestiv hervorrufen. Er sieht Traumbilder mit sinnlicher Deutlichkeit vor sich, nimmt eventuell angeregte Gerüche wahr usf., aber er zeigt keine Analgesie; jeder tiefe Nadelstich weckt ihn sofort auf. Bei andern endlich — Menschen mit geringer und leicht zu unterdrückender Schmerzempfindung — läßt sich die Haut im mittleren Schlaf leicht empfindungslos machen, während z. B. automatische Bewegungen schwer zu erzielen sind.

Eine exakte Einteilung der verschiedenen Schlafzustände in mehr als drei oder vier Tiefengrade wird deshalb stets Schwierigkeiten machen, obwohl neuerdings Claparède wieder sieben verschiedene Hypnosegrade abzugrenzen sucht. Mehr empfiehlt es sich daher, der von Forel vorgeschlagenen und von den meisten Autoren unsres Faches angenommenen Einteilung zu folgen, welche für die praktische Übersichtlichkeit — und darum handelt es sich ja — eine ausreichende Orientierung erlaubt, ohne wissenschaftliche Schwierigkeiten zu bereiten.

Mit Forel unterscheiden wir drei Stadien der Hypnose: Somnolenz oder Schläfrigkeit, Hypotaxie (von Durand so genannt), charme oder mittlerer Schlaf und Somnambulismus oder tiefer Schlaf. Somnolenz heißt Schläfrigkeit und ist gekennzeichnet durch Ruhebedürfnis, Gliederschwere und Schwierigkeit, die Augen zu öffnen. Hypotaxie heißt Unterordnung, d. h. völlige Unterordnung unter den Willen des Hypnotiseurs, mit ausgesprochener Katalepsie, Analgesie, Automatismus und eventuell Sinnestäuschung, alles bei erhaltener Erinnerung. Somnambulismus heißt eigentlich Schlafwandel — „in somno ambulare" —, bezeichnet also einen Zustand, in welchem ein Schlafender zu wandeln scheint, umhergeht, spricht, gestikuliert usw., ohne nach dem Erwachen eine Erinnerung an seine Schlaferlebnisse zu haben. Oft lassen sich in diesem Stadium auch posthypnotische Sinnestäuschungen und Befehle erwirken, aber nicht bei jedem, wohingegen Amnesie als unerläßliches Kriterium des somnambulen Zustandes besteht. Aus diesem Grunde und weil der Begriff Somnambulismus nicht selten mit der als Nachtwandel bekannten krankhaften Schlafstörung verwechselt wird, empfehle ich überhaupt das dritte Schlafstadium, nach seinem Hauptsymptom (Erinnerungslosigkeit) als Stadium der Amnesie zu bezeichnen, wie das erste Stadium nach seinem Hauptsymptom Somnolenz genannt ist.

Von denselben Momenten, welche die Hypnotisierbarkeit überhaupt bedingen, hängt die erreichbare Schlaftiefe ab. Je leichter jemand einzuschläfern, um so tiefer — mit wenigen Ausnahmen. Es gibt kaum einen geistesgesunden Menschen, bei dem ein routinierter Hypnotiseur nicht wenigstens den ersten Schlafgrad unter geeigneten Be-

Statistik der Hypnotisierbarkeit

dingungen schaffen könnte; und wenn Hypnosen scheitern, so fehlt es, genügende Schulung des Hypnotiseurs vorausgesetzt, nur an den besprochenen Bedingungen. Entweder stand zu viel Licht, oder zu viel Lärm, oder unbequeme Haltung, oder Gedankenunruhe, oder Zweifel, oder Vorurteile gegen die Hypnose oder dgl. dem Schlaf im Wege. Weitervertiefung des Schlafes bis zu tieferen Graden hängt allerdings von persönlichen Eigenschaften der Versuchsperson ab.

Verschiedentlich sind Statistiken über die Erreichbarkeit der verschiedenen Schlaftiefen aufgestellt. Sie fallen natürlich nach Ländern, Menschen, Krankheiten verschieden aus, ergeben aber doch in ihrer Gesamtheit eine gewisse Übereinstimmung. Am übersichtlichsten hat Ringier und nach ihm Hilger die verschiedenen Zahlen zusammengestellt. Es sind Additionen aus 150 bis 1000 hypnotisierten Personen und dann nach Prozenten berechnet. Ich habe die Vergleichstabelle durch zwei meiner eigenen Statistiken aus verschiedenen Jahren ergänzt.

Aus dieser Tabelle ersieht man, daß z. B. Liébault nach einer Zusammenstellung seiner Fälle aus dem Jahre 1880 bei 3% seiner Patienten oder Versuchspersonen keine Beeinflussung erreichte, bei 3% Schläfrigkeit oder Somnolenz, bei 78 mittleren Schlaf, bei 16 tiefen Schlaf oder Amnesie. Eine andre Verteilung zeigen die Ziffern der zweiten Statistik Liébaults und die van Renterghems. Auffallend mehr Tiefschlafende zeigt Ringiers Zusammenstellung, nämlich 35%. Er führt diesen Umstand auf die Art seiner Klientel zurück, welche vorzugsweise aus Landbewohnern bestand. Freilich hat Hilger ähnliche Zahlen, obwohl seine Personen meist einer Großstadt (Magdeburg) entstammen. Er bedient sich aber vorwiegend der Vogtschen Methode, durch welche sich häufiger als durch die einfachere Liébaults Tiefschlaf erzielen läßt. Wie sehr endlich Übung und Erfahrung die Resultate der Hypnose verbessern,

	Liébault 1880	Liébault 1884	van Renterghem	Ringier	Hilger	Trömner 1900	Trömner 1902	Durchschnitt
Refraktär	3	8	4	5	6	6	2	5
Somnolenz	3	10	5	7	20	15	22	12
Hypotaxie	78	63	80	53	42	57	34	58
Somnambulismus (Amnesie)	16	19	11	35	32	22	52	25

Liébault.

Jahre	R	Sz	Hy	Ss
4—7	—	4	69	27
8—14	—	—	45	55
15—21	10	9	56	25
22—28	9	19	59	13
29—35	6	14	57	23
36—42	8	6	75	11
43—49	12	11	55	22
50—56	5	11	77	7
57—63	15	15	63	7
64—70	14	8	76	12

Ringier.

Jahre	R	Sz	Hy	Ss
1—10		18	64	18
11—20		8	41	51
21—30		5	59	26
31—40	Im ganzen 6%	6	53	41
41—50		6	66	29
51—60		5	70	25
61—70		14	29	57
71—80		40	40	20

Trömner.

Jahre	R	Sz	Hy	Ss
1—10	4	10	10	76
11—20	3	8	24	65
21—30	—	28	48	24
31—40	—	35	25	40
41—50	3	24	28	45
51—60	8	17	56	17

lehrt der Vergleich meiner beiden Statistiken, einer aus dem Jahre 1900 von 149 Fällen mit einer zweiten aus dem Jahre 1902 von 187 Fällen. Früher 6% Refraktäre oder Unbeeinflußte und 22% Amnesie, später, bei fortgeschrittenerer Übung 2% Refraktäre und 52% Amnesie. Wollen wir uns nun das Vergnügen machen, aus diesen Kolumnen die Durchschnittszahlen zu berechnen, so gewinnen wir einen ungefähren ziffernmäßigen Ausdruck für das, was irgendein geübter Hypnotiseur zu erreichen vermag.

Von 100 beliebigen Menschen würden also durchschnittlich:

5 gar nicht zu beeinflussen,
12 in den ersten,
58 in den zweiten,
25 in den dritten Grad des Schlafes zu bringen sein.

In hohem Maße ist die Schlaftiefe vom Lebensalter abhängig, wie das Studium der drei folgenden Tabellen lehrt. Auch hier sind sämtliche Zahlen prozentisch berechnet.

Also nach Liébaults Tabelle wurden von 100 Patienten des ersten bis siebenten Lebensjahres 4% somnolent, 69 hypotaktisch, 27 somnambul usw. Liébaults Tabelle ist nach Lebensperioden von sieben Jahren, nach Septennien, berechnet, die beiden andern nach Lebensjahrzehnten oder Dezennien. Das Studium solcher Zahlentabellen ist nur für den Statistiker ein direkter Genuß. Erfreulichere Anschauung gewinnt man, wenn man aus diesen Zahlen sich Kurven herstellt. Ich habe sie deshalb in ein Ordinatensystem eingetragen und die Zahlenpunkte durch Linien verbunden. In diesen Tafeln stellen die vertikalen Spalten die Jahresabschnitte der Hypnotisierten dar und die horizontalen die Prozentzahlen der erreichten Schlaftiefe.

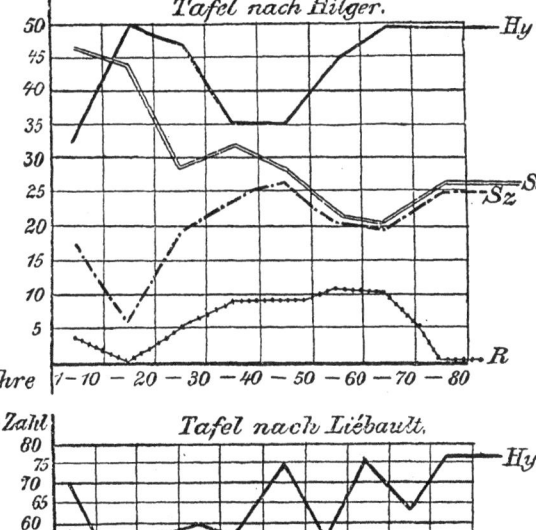

Betrachten wir die Tafel nach Liébault, so sehen wir, daß die Kurve der Refraktären etwa vom 14. Jahr an steigt bis zum 63. Jahre, das heißt,

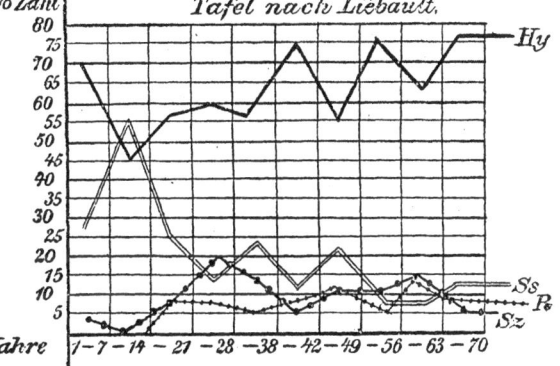

die Zahl der Unbeeinflußten nimmt mit höherem Alter zu. Die Kurve der Somnolenz hat ihren Gipfel im 28. Jahre, d. h. die meisten Fälle von Nurschläfrigwerden sind im dritten Lebensjahrzehnt oder im mittleren Lebensalter. Ganz anders die doppelt gezogene Kurve des tiefen Schlafes. Ihr Gipfel liegt zwischen dem siebenten und vierzehnten Jahre. Von da an fällt sie in Schwankungen vom sechsten und siebenten Jahrzehnt ab, d. h. Kinder sind sehr leicht in Amnesie zu versetzen, je älter der Mensch aber, um so schwerer. Fast das Spiegelbild der Amnesiekurve ist die Hypotaxiekurve des mittleren Schlafes. Natürlich, da die

38 Lebensalter

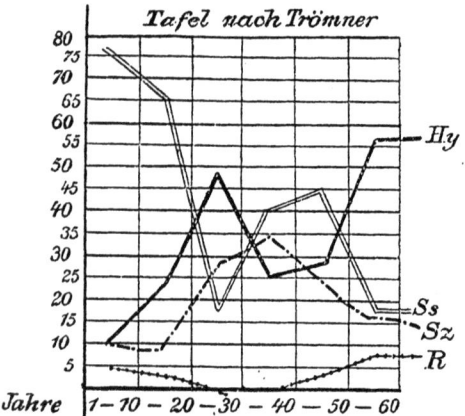

meisten Patienten, wenn nicht zu tiefem Schlaf, so doch zu mittlerem zu bringen sind, so muß die Tiefe der Hypnotisierkurve dort sein, wo der Gipfel der andern ist, also im zweiten Septennium, ihr Gipfel hingegen da, wo der andern Tiefe, also im Greisenalter. Also mit Worten: Kinder sind leicht, und zwar tief einzuschläfern, das mittlere Lebensalter ist mittelschwer zu hypnotisieren, und zwar entweder leicht oder mitteltief, alte Leute hingegen sind schwer zu beeinflussen, dann aber mitteltief. Eine meinen Prozenten entsprechende Tafel zeigt erst ebenfalls Wachsen der refraktären Fälle im höheren Alter, die meisten somnambulen Schläfer im Kindesalter, die wenigsten im sechsten Jahrzehnt, dazwischen einen Nebengipfel im vierten und fünften Lebensjahrzehnt, welcher wohl auf Zufälligkeiten beruht. Daß der Höhepunkt meiner Ss.-Kurve in der ersten Spalte, der von Liébault dagegen in der zweiten Spalte liegt, rührt daher, daß meine Spalten immer zehn Lebensjahre, die von Liébault dagegen sieben Lebensjahre umfassen. Wenn ich meine Tafel ebenfalls nach Septennien kurviziert hätte, so würde auch bei mir der Ss.-Gipfel in die zweite Spalte fallen. Der Gipfel in beiden Spalten würde in das siebente bis zehnte Lebensjahr fallen, also kein Widerspruch. Das Spiegelbild der Ss.-Kurve ist auch bei mir die Hy.-Kurve; wer nicht tief schläft, schläft wenigstens mitteltief. Dementsprechend steigt die Hy.-Kurve vom ersten bis sechsten Lebensjahrzehnt erheblich an, mit einem Nebengipfel im dritten Lebensjahrzehnt. Auch die Kurve der Sz.-Fälle steigt an mit zunehmendem Alter und mit einem Gipfel im vierten Jahrzehnt. Interessant ist auf meiner Tafel ein Kreuzungspunkt aller drei Kurven beim 30. Jahre, d. h. um das 30. Jahr herum kommen alle Schlafformen in annähernd gleicher Häufigkeit vor, wohingegen in der Kindheit die tiefschlafenden, im höheren Alter die mittelschlafenden überwiegen.

Nach diesen Anordnungen können meine Leser die nach Hilgers

Zahlen hergestellte und der meinigen sehr ähnliche Kurventafel selbst studieren; auch hier die interessante Annäherung aller Kurven im vierten Jahrzehnt.

Hypnotisierbarkeit wider Willen.

Diese im Interesse der sog. Willensfreiheit sehr wichtige Frage ist zweifellos zu bejahen, wenn auch nur für seltene Fälle. Im allgemeinen erfordert das Gelingen der Hypnose dreierlei: Äußere Ruhe, innere Ruhe und innere Geneigtheit oder Einverständnis.

Danach gibt es auch drei Möglichkeiten, sich gegen eine Hypnose zu wehren. Erstens, indem man sich zwar zur Ruhe hinlegt, sich aber fest vornimmt, nicht einzuschlafen. Dieser bloße Vorsatz nützt ziemlich wenig, denn er läßt sich bei einem großen Bruchteil von Menschen durch geschickt applizierte Suggestionen überwinden. Gegen ihren Vorsatz zu hypnotisieren sind, glaube ich, mindestens ein Zehntel aller Menschen. Wer sich hingegen auf die zweite Art wehrt, indem er sich in heftige innere Erregung bringt, durch Affekte, lebhafte Gespräche, würde schon einer Hypnose schwere, fast unüberwindliche Hindernisse machen, wenn sich eben jeder von selbst in innere Erregung hineinarbeiten könnte. Angst, Schreck oder starke Freude machen ja jede Hypnose unmöglich. Kinder, welche ängstlich sind, sind schwer und erst nach langen Bemühungen zu hypnotisieren. Fast unmöglich wird natürlich die Hypnose, wenn sich jemand des dritten Mittels bedient und nicht einmal die äußere Ruhe herstellt, also sich körperlich dagegen wehrt durch Auskneifen, Umherlaufen usw. Ein solches Benehmen würde natürlich selbst eine Narkose unmöglich machen. Immerhin gibt es äußerst suggestible Menschen, die, wenn sie mit dem Hypnotiseur im verschlossenen Raum wären, schließlich doch durch Suggestion zu Ruhe und Schlaf zu bringen wären.

Einen experimentellen Beweis für die Hypnotisierbarkeit gegen den Vorsatz erbrachte Heydenheim, welcher eine Reihe von Soldaten hypnotisierte, denen von ihrem Vorgesetzten das Einschlafen verboten war.

Symptome oder Zeichen der Hypnose.

Jeder meiner Leser würde die Zeichen der Hypnose an sich selbst beobachten können, nämlich während des natürlichen Einschlafens, wenn dieses nicht unter herabgesetzter Selbstbeobachtung und mit großer

Schnelligkeit vor sich ginge. Wir werden müde, die Augen fallen zu, schon sind wir weg, und nach dem Erwachen ist jede Spur des Einschlafens aus der Erinnerung getilgt. Bei hypnotischem Einschlafen bleibt dagegen die Selbstbeobachtung erhalten, und das Einschlafen ist in ein langes Band, in eine Reihe einzelner Empfindungen auseinandergezogen; etwa wie ein schmaler greller Sonnenstrahl durch das Prismensystem des Spektroskops. Oder, wie der rotierende Spiegel die unsichtbar schnelle Zitterbewegung der singenden Flamme in eine lange Reihe einzelner Flammenzungen auflöst, so zerlegt die hypnotische Suggestion den Akt des Einschlafens in eine längere Folge einzelner Vorgänge, welche man nun, wie die Bilderfolge des Kinematographen, in verschiedener Schnelligkeit ablaufen lassen kann.

1. Grad: Somnolenz.

Das Hauptmerkmal des ersten Grades der Hypnose ist, wie der Name Somnolenz besagt, Schläfrigkeit. Um sie zu erreichen, lasse ich die Person sich bequem hinlegen, lege meine Hand auf ihren Kopf und suggeriere Ruhe und Schläfrigkeit. Das erste dabei eintretende Gefühl ist eine behagliche Ruhe, welche sich auch darin äußert, daß selbst unbequeme Körperhaltungen ruhig beibehalten werden. Darauf folgt ein Gefühl von Schwere des Körpers, welcher mehr auf die Unterlage zu drücken scheint und von Wärmegefühl über den Augen, dem Magen, in den Gliedern. Zugleich entwickeln sich in den Augen eine Reihe von Müdigkeitsempfindungen. Der Blick wird trübe, das Gesichtsfeld schwankt, der Lidschlag hört auf, obwohl sich Tränenreiz und Tränenfluß einstellt, die Pupille erweitert sich oder schwankt in ihrer Weite — ein Zeichen, daß im Gehirn eine Konkurrenz der beiden verschiedenen Vorgänge, Wachen und Einschlafen, anfängt —, das obere Augenlid wird schwer und sinkt allmählich, bis es sich langsam und ruhig schließt. Bei anderen erfolgt der Augenschluß in mehr krampfhafter Weise. Auch bei natürlichem Einschlafen fällt nämlich das obere Augenlid nicht einfach schlaff herunter, sondern der die Lider umgebende Augenringmuskel schnürt sich allmählich zusammen, um sie zu schließen. So setzt nach dem Gefühl der Blickverschleierung und des Augentränens eine Zusammenziehung, ein leiser Krampf des Lidmuskels ein. Die Lider zittern und schließen sich dann unter Spannungsgefühl, während das Auge nach oben gedreht wird. Jetzt ist es der Person schwer, die Augen wieder zu öffnen. Die allgemeine Schläfrigkeit hat auch den Willen ergriffen, nur träge regt sich Lust oder Fähigkeit die Lider zu öffnen. Man erlebt aber auch Fälle, wo nach einigem Fixieren und entsprechenden Suggestionen bei noch klarem Bewußtsein sofort krampfhaft fester Lidschluß eintritt, so daß die Personen — in meinen Fällen waren es meist Männer — ihn trotz energischer Anstrengung nicht zu überwinden vermochten. Diese Katalepsie der Augenlider muß aber schon zum zweiten Grad der Hypnose gerechnet werden. Von Somnolenz spricht man nur dann, wenn die Lider wohl schwer erscheinen, aber noch zu öffnen sind. Ebenso kann der Somnolente Körper und Glieder noch bewegen, aber sie sind ihm schwer, und er fühlt sich zu energischem Versuch zu müde. Man muß ihn mehrmals auffordern, ehe er den Arm hebt. Bei diesen verschiedenen Körper- und Gemeinempfindungen, welche in diesem Stadium suggeriert werden können, ist das Bewußtsein klar. Der Beginn der Somnolenz ist an ruhiger, langsamer und flacher werdender Atmung zu bemerken, wie sich mit geeigneten Maßmethoden auch graphisch darstellen läßt. Erwachen kann die Person spontan oder willkürlich. Um aber klares, müdigkeitfreies Erwachen herbeizuführen, sind entsprechende Suggestionen des Erwachens notwendig.

2. Grad: Hypotaxie.

Die weitere Vertiefung der Hypnose zum zweiten Grad gelingt nach meinen Erfahrungen leichter bei denjenigen, deren Lider sich im somnolenten Stadium unter Zittern und Spannungsempfindungen schließen, als bei denen, welche nur Gefühle der Schwere und Müdigkeit äußern. In letzterem Falle muß man kataleptische Erscheinungen durch energische Suggestionen, evtl. in Verbindung mit Streichen der betreffenden Muskeln zu erreichen suchen. Die erste kataleptische Erscheinung ist die Katalepsie der Augenlider, die völlige Unfähigkeit, die Augen zu öffnen. Die Erklärung dieser Erscheinung wird uns im Kapitel Theorie beschäftigen. Der Hypnotisierte selbst ist sich des Grundes nicht inne; befragt, weshalb er die Augen nicht öffnen könne, antwortet er entweder, sie seien zu schwer, oder sie schliefen, oder er wisse es nicht.

Mit vollendeter Katalepsie der Lider nimmt nun das Gesicht des Schläfers jenen überaus charakteristischen Ausdruck an, welcher u. a. die echte Hypnose erkennen läßt: Das Gesicht eines Schlafenden, aber mit dem Ausdruck ernster Aufmerksamkeit zwischen den Augenbrauen, weil, wie bei jeder Aufmerksamkeit, der Runzler der Augenbrauen (Corrugator supercilii) kontrahiert ist; ein physiognomischer Beweis, daß das hypnotische Einschlafen auf einen Zustand innerer Aufmerksamkeit beruht und eine gewisse geistige Konzentration bedingt. Nun lassen sich kataleptische Erscheinungen an den Gliedern demonstrieren; wenn man einen Arm hochhebt evtl. mesmerisch streicht, so bleibt er so lange stehen, bis der Hypnotiseur ihn herabnimmt oder er infolge physiologischer Muskelermüdung herabsinkt. Indes darf man sich nicht täuschen lassen; manche halten den Arm hoch und sagen, sie hätten es getan, weil sie glaubten, sie sollten es. Dagegen kann man sich schützen, wenn man die Person in nicht befehlendem Tone auffordert, den Arm zu bewegen, wenn sie es könne. Der wirklich kataleptische Arm wird dann nicht bewegt. Trotzdem ist natürlich bewußt Täuschung möglich; deren Merkmale aber hat schon Charcot angegeben. Der wirklich Kataleptische hält seinen Arm, ohne Ermüdung zu fühlen, 30 Minuten lang und länger ruhig, der Arm des Simulanten oder Betrügers fängt dagegen schon nach 5—10 Minuten an zu zittern und zu schwanken, weil eintretendes Ermüdungsgefühl immer neue Impulse erfordert. Unter Umständen sind kataleptische Muskeln mit außerordentlicher Kraft gespannt, namentlich bei muskulösen Menschen. Darauf beruht der Versuch der sogenannten kataleptischen Brücke: Ein Kataleptischer mit Hacken und Hinterhaupt auf zwei Stühle gelegt und evtl. noch in der Mitte belastet; kräftigen Personen kann man bis zu einem Zentner auf den Leib legen. Kurz, der Kataleptische bleibt im Banne der Schlafvorstellung in jeder noch so unbequemen Stellung stehen, sitzen oder liegen. Dabei hört und fühlt er zunächst alles, was um ihn herum vorgeht; er erinnert sich an alles und hat die Fähigkeit seinen eigenen Schlafzustand zu beobachten. Körperliche und Willensvorgänge sind in Schlafhemmung, die Vorstellungstätigkeit noch anregbar, aber verlangsamt.

Bei vollendeter Katalepsie gelingt es nun meistens, sogenannte automatische Bewegungen zu entwickeln. Ich fasse die Hände des Schlafenden, drehe sie einigemal umeinander und suggeriere zugleich, daß die Hände sich von selbst weiter drehen; dann rotieren sie in der Tat langsam umeinander, ohne daß der Schläfer die Bewegung hemmen kann. Ähnlich lassen sich Drehbewegungen der Beine oder, wenn man den Schlafenden stehen läßt, des Rumpfes erzeugen. Auch diese Erscheinung hat Analogie im Wachen: An sich selbst und andern kann man mitunter beobachten, wie angefangene Bewegungen, Daumenwickeln, Pillendrehen, Beinschaukeln sich ganz mechanisch fortsetzen, wenn unsre Gedanken nach andrer Richtung abgelenkt sind.

In diesem Stadium der Hypotaxie oder Unterordnung unter den Willen des Hypnotiseurs zeigt auch die Sensibilität oder Empfindlichkeit der Sinnesnerven gewisse Veränderungen. Zunächst ist mit Katalepsie eine meist geringe Herabsetzung der Hautempfindlichkeit verbunden; ein stark kataleptisch gemachtes Glied fühlt, wie O. Vogt zeigte, Berührung und Schmerz oder Nadelstiche stumpfer. Völlig unempfindlich ist es spontan selten. Durch entsprechende Suggestionen ist aber in den meisten Fällen eine mehr oder weniger tiefe Analgesie zu bewirken, so daß man fingerdicke Hautfalten mit einer Nadel durchstechen kann, ohne daß der Schlafende etwas anderes als Druck fühlt. Er ist auf das höchste überrascht, wenn man ihn weckt und die Nadel in seiner Hand zeigt. Überdies bluten analgetische Stellen nach Herausziehen der Nadel nicht; ebensowenig wie Stiche in eine hysterisch-unempfindliche Haut. Deshalb ist der Nachweis echter Hypnose schwerer bei solchen Hysterischen, welche auch im wachen Zustande schmerzunempfindlich sind. Auf der Blutleere solcher Stellen beruhte ein im Mittelalter bekannter Brauch, Stigmatisierte oder Behexte zu erkennen. Man stach die der Zauberei Verdächtigen tief in die Haut; wenn sie Schmerz fühlten und bluteten, waren sie unschuldig, im umgekehrten Falle schuldig und evtl. reif für den Scheiterhaufen.

Umgekehrt kann man dem Schläfer an den vorher analgetischen Stellen auch Überempfindlichkeit suggerieren, so daß er beim Aufsetzen der Nadelspitze zusammenzuckt. Eine Patientin Braids war in diesem Stadium so sensitiv, daß sie Handschuhe am Geruch erkannte. Berger wies Verfeinerung der Berührungsempfindlichkeit (gegen zwei Nadelspitzen) experimentell nach. In ähnlicher Weise lassen sich Kälte-, Wärme- und andere Hautempfindungen hervorrufen durch die Versicherung, daß sie vorhanden seien oder erscheinen werden.

Bei phantasiebegabteren Personen lassen sich nun auch sinnlich lebhafte Erinnerungsbilder, Halluzinationen, hervorrufen; man kann Farben, Traumbilder, Bekannte, Tiere sehen, Glockenläuten und andere Geräusche hören lassen, Blumengerüche, süßen oder sauren Geschmack wahrnehmen lassen usw. Ich sage z. B. einer Person: „Sie sehen jetzt einen Hund auf sich zukommen!" oder „Sie sehen Ihr Geburtshaus lebhaft vor sich!" und sie sieht es nach einigen Sekunden auftauchen; oder ich betupfe die Hand mit der Versicherung, es sei Rosenöl, und sie riecht Rosenöl. In dieser halluzinatorischen Phase ist gewöhnlich die kataleptische Spannung der Glieder in Auflösung begriffen; denn die nervöse Energie ist an den Sinneszentren des Gehirns konzentriert.

Psychisch ist im hypotaktischen Stadium stets eine allgemeine Hemmung der Denktätigkeit oder der Assoziationsvorgänge festzustellen. Der Schläfer ist schwerer besinnlich und antwortet auf gestellte Fragen langsamer; einfache Rechenexempel — 6 mal 7, 14 und 17 — oder Fragen nach dem Geburtstag, nach dem Datum, Fragen, welche im wachen Zustande momentan beantwortet werden, werden es hier mit deutlicher Verzögerung. William James fand die sogenannte Reaktionszeit im Wachen 0,28 Sek., in Hypnose dagegen 0,55. Meine eigenen zahlreichen Versuche werde ich später im Zusammenhang besprechen. Dagegen läßt sich die Gleichmäßigkeit des seelischen Geschehens verschieben. Man kann durch darauf gerichtete Suggestionen die Schlafhemmung für gewisse Denktätigkeiten lösen und diese dann sogar zu intensiverer Arbeit als im Wachen anregen. Wenn ich einem Schlafenden z. B. suggeriere: „Ihr Gehirn ruht und nur Rechnen oder nur Auswendighersagen geht schneller und präziser vor sich", dann geht diese spezielle Hirntätigkeit lebhafter vor sich, während das übrige Denken schlafgehemmt bleibt. Solcher Hemmung unterliegt vor allem das Gefühlsleben des kataleptisch Schlafenden, welches zu absoluter Windstille gedämpft ist, ein affektloser Zustand, in welchem man freilich gewisse Gefühle, z. B. Angst oder Schreck oder freudige Empfindungen wieder suggestiv anregen kann.

3. Grad: Somnambulismus.

Sind die Erscheinungen des zweiten Grades vom Standpunkt des wachen Seelenlebens aus noch einigermaßen zu verstehen, so betreten wir im dritten, tiefsten Grade das Land psychologischer Wunder. Während in dem durch die Katalepsie und Automatismus charakterisierten Stadium noch Erinnerung an Vernommenes und Erlebtes besteht, pflegt beim Übergang zur Amnesie das Bewußtsein sich zu trüben, zunächst dergestalt, daß der Schläfer nach Erwachen wohl weiß, daß man zu ihm sprach, aber nicht mehr was. Schläfert man ihn dann aufs neue ein, so läßt sich die Erinnerung daran wieder beleben. Bei weiterer Schlafvertiefung tritt, nach einem Stadium traumhafter Verworrenheit, völlige Amnesie ein, d. h. Vergessenheit für alles, was der Hypnotisierte hörte oder erlebte. Wenn man ihn weckt, erwacht er mit tiefem Atemzuge, blickt verwundert umher, dehnt sich und ist wie nach tiefem Nachtschlaf erinnerungslos. Und doch besteht keineswegs Seelenuntätigkeit, und zwar aus folgenden Gründen: Erstens bleibt der suggestive Rapport erhalten, denn ich kann den Schläfer durch die bloße Suggestion jederzeit erwecken; ich kann mit ihm sprechen und ihm Suggestionen erteilen. Zweitens kann man Tiefhypnotisierten Erwachen nach bestimmter Minutenzahl befehlen. Der Schläfer erwacht ziemlich pünktlich und führt evtl. das Erwachen auf irgendein gehörtes Geräusch zurück. Dies ist natürlich nur möglich, weil auch im Schlaf eine Gehirntätigkeit fortdauert, welche am Verlauf innerer oder äußerer Ereignisse eine gewisse Zeitregistrierung vornimmt. Ich habe diese Vermutung dadurch erwiesen, daß ich Hypnotisierte beim Gang eines Metronoms schlafen ließ. Wenn sie, wie befohlen, bei mittlerer Schlagzahl nach 5 Minuten pünktlich erwachten, so erwachten sie früher, wenn ich das Metronom schneller, später, wenn ich es langsamer schlagen ließ. Es mußte also eine **unbewußte Zeitschätzung** nach dem Gang des Mälzlschen Taktzählers erfolgt sein. Diese „Kopfuhr" vermag ja auch unsren Mittags- oder Nachtschlaf zu regulieren. Ich z. B. kürze meinen Mittagsschlaf häufig dadurch, daß ich, meine Uhr zwischen den gefalteten Händen, mir vornehme, nach 15 oder 20 Minuten zu erwachen. Meist geschieht es, wenn nicht besondere Müdigkeit zu tiefen Schlaf bewirkt. Auch wenn man eine Reise vorhat, erwacht man oft zu vorgenommener Zeit. Der somnambule Zustand zeigt nun in deutlichster Ausprägung jene schon erwähnte Erscheinung, welche man als Spaltung oder Dissoziation der Hirntätigkeit bezeichnet und welche man benutzen kann, um bei Hemmung der übrigen einzelne Leistungen besonders zu steigern, so daß die verfügbare Hirnenergie, gewissermaßen auf einem kleinen Felde zusammengedrängt, konzentriert ist. Im natürlichen Schlaf rührt die sinnliche Deutlichkeit und Lebhaftigkeit der **Traumbilder** daher, daß von der gesamten Hirnrinde nur das Feld der optischen Erinnerungsbilder wacht. Auf dem Gebiet der Bewegungs- oder motorischen Erscheinungen entspricht ihnen das Schlafwandeln und Schlafsprechen. Schlafwandler, nicht selten unter nervös veranlagten Kindern, verrichten nicht nur gewohnte Handlungen im tiefen, stets erinnerungslosen Schlaf, sondern machen bekanntlich auch gefährliche Wege mit erstaunlicher Sicherheit, über Dächer hinweg, an schmalen Gesimsen entlang usw.

Besondere Fertigkeiten, z. B. künstlerische, lassen sich gelegentlich suggestiv zu erstaunlichen Graden steigern. Freilich können — und darin irrt die Darstellung Du Mauriers in seinem Trilby-Roman —

auch in der Hypnose keine Fertigkeiten geweckt werden, welche nicht auch im Wachen vorhanden sind; nur Steigerung wacher Fähigkeiten läßt sich erreichen. Und diese Steigerung gilt nur für die Intelligenzleistungen. Alle Bewegungsvorgänge hingegen sind im somnambulen Stadium verlangsamt, und zwar sowohl im natürlichen wie im künstlichen Somnambulismus. Im somnambulen Zustande zu tanzen würde daher geradezu widersinnig sein. Überhaupt mißtraue man allen öffentlich auftretenden Traum- oder Schlafsängerinnen, -malerinnen, -tänzerinnen — die vor Jahren aufgetretene Tänzerin Madelaine inbegriffen —; in 99 Fällen vom Hundert ist es Geschäft oder Scharlatanerie. Ich wenigstens habe trotz vieler Kontrollen noch nichts Reelles hier entdeckt.

Die Möglichkeit, Somnambulen gesteigerte Wachsamkeit zu suggerieren, benutzte Forel ingeniös und erfolgreich, um Wärterinnen für besondere Wachzwecke zu dressieren. Er suggerierte ihnen in Hypnose, sie würden ruhig schlafen, jedoch sofort erwachen, sobald die ihnen anvertraute Kranke gefährliche oder verdächtige Bewegungen machen würde — und es geschah. Eine Wärterin brachte er sogar dahin, daß sie bei einer tobsüchtig erregten Kranken den Beginn einer Geburt meldete. Während sie befehlsgemäß den gewöhnlichen Lärm dieser Kranken überhörte, erwachte sie prompt, als sich bei ihr die ersten Zeichen von Geburtswehen einstellten. Wer denkt hier nicht auch an die seltsame Aufmerksamkeit junger Mütter, welche im Schlaf gewöhnlichen Lärm überhören, aber bei den geringsten verdächtigen Geräuschen ihres Kindes erwachen.

Die Änderungen der Sensibilität oder Empfindlichkeit bestehen sowohl in Herabsetzung als auch in umschriebener Steigerung, d. h. in Sinnestäuschungen. Herabsetzung der Hautempfindlichkeit findet sich im Somnambulismus stets, oft sogar spontane Analgesie. Suggerierte Schmerzunempfindlichkeit läßt sich, wie oft bewiesen, zu kleinen Operationen benutzen: zum Ziehen von Zähnen, Öffnen von Geschwüren, Herausnahme von Mandeln usw. Schon Braid hatte es mehrfach versucht und durch seine Erfolge den bekannten Chirurg Velpeau zur Nachprüfung veranlaßt. Dieser aber verwarf sie als unzuverlässig, weil die Kranken, selbst wenn sie in früheren Hypnosen tief analgetisch schliefen, doch, sobald sie die Vorbereitungen zur Operation sehen oder im Schlaf bemerken, so ängstlich werden, daß sie erwachen oder mangelhaft schlafen. Der Affektsturm der Furcht zerreißt das

Sinnestäuschungen

seine Gespinst der Hypnose. Es bleibt immer ein großer Unterschied, ob man jemand nur zu Versuchszwecken tief einschläfert und unempfindlich macht, oder zu ernsten Eingriffen in seinen Körper; denn selbst der Tiefhypnotisierte ist kein hirnloses Wesen, mit dem man nach Belieben schalten und walten kann, sondern auch im Schlaf auf gewisser Hut um seinen Organismus. Man muß dann schon dafür sorgen, daß der Kranke keine Vorbereitungen zur Operation bemerkt; wenn er aber während der Operation, z. B. während des Zahnziehens, erwacht und den Schmerz doch fühlt, so muß man durch fortgesetzte Schlafsuggestionen neues Einschlafen und Wiedervergessen des Schmerzes nach dem Erwachen suggerieren. Ob ein Schmerz überhaupt nicht gefühlt oder nach dem Erwachen vergessen bleibt, bedeutet für das Bewußtsein dasselbe, nämlich Schmerzlosigkeit.

Die Sinnestäuschungen, welche sich im Somnambulismus hervorrufen lassen, haben im allgemeinen den Charakter des Traumes, d. h. sie sind schemenhaft, visionär und verschieden in Deutlichkeit und Detailreichtum. Wenn ich jemandem suggeriere, daß ich eine Rose vor seine Nase halte, so ist es dem einen eben wahrnehmbar, dem andern vollkommen deutlich. Wenn ich jemanden einen Menschen oder eine Landschaft sehen oder eine Straßenszene erleben lasse, z. B. eine Begegnung mit einem Hunde oder Zusammenstoß mit einem Radfahrer o. ä., so sieht der eine nur blasse Bilder, der andre novellistisch ausgeschmückte Erlebnisse — ganz wie im Traum. Auch die Art der Suggestiventwicklung ist verschieden; dem einen darf man jeden Traum keck suggerieren, dem andern muß man die Suggestion allmählich wie eine photographische Platte entwickeln. Psychologisch interessant ist, daß diese suggerierten Halluzinationen oft zwar sehr deutlich realisiert werden, aber wie die meisten Träume affektlos, d. h. nicht von Gefühlsreaktionen begleitet sind. Der Gesunde, welchem ich versichern würde, daß sein Arm lahm wäre, würde erschrecken, der Hypnotisierte dagegen fühlt seine Lähmung mit völligem Gleichmut. Ich sage dem Schläfer: „Ein Hund fällt Sie an!" „Ein Löwe kommt auf Sie zu!" und er fühlt nicht den mindesten Schreck oder Überraschung, obwohl er es mit Wirklichkeitstreue sieht. Wer seine Träume beobachtet oder gar registriert, weiß, daß auch im Traum barockste Erlebnisse ohne Verwirrung oder Furcht erlebt werden

Direkt oder indirekt kann ich nun in Hypnose auch viele reflektorisch ablaufende Körpervorgänge wie z. B. Niesen, Gähnen,

Husten, Brechen, Wasserlassen, Stuhlgang usf. beeinflussen. Ich suggeriere Kitzel in der Nase, und die Person niest, ich errege ekles Gefühl im Halse, und sie würgt. Vor allem läßt sich auf Blasen- und Darmreflexe ein erheblicher Einfluß gewinnen, indem man sie entweder steigern — bei Darmträgheit — oder — z. B. bei unwillkürlichen Blasenentleerungen — hemmen kann. Stuhlgang läßt sich manchmal sofort erzwingen. Ich habe bei Frauen, welche seit Jahren keinen Stuhlgang ohne Abführmittel hatten, in der Hypnose Stuhldrang und unmittelbar hinterher Stuhlgang hervorgerufen. Das klingt wunderbar, ist es aber nicht; denn auch im Wachen sind unsere Gewohnheitsreflexe, unsere täglichen Bedürfnisse und Entleerungen von Vorstellungen abhängig. Wer sich z. B. an Essen zu bestimmter Zeit gewöhnt hat, fühlt Hunger, sobald diese Zeit naht; wer zu bestimmter Stunde zu Stuhl geht, fühlt den Drang dazu, ob nötig oder nicht, wenn die Zeit erscheint; denn die Wahrnehmung der gewohnten Zeit ruft auf dem Wege der Vorstellungsassoziation das mit ihr assoziierte Gefühl und den entsprechenden Drang wach.

Das besondere und wertvollste Charakteristikum des somnambulen Zustandes ist, daß sich alle genannten Wirkungen in die Zeit nach der Hypnose verlegen, sich ephypnotisch suggerieren lassen. Aus der interessanten Fülle ephypnotischer Erscheinungen wollen wir besonders folgende besprechen:

1. Die sogenannten sympathischen Vorgänge.
2. Die ephypnotischen Halluzinationen.
3. Die Amnesien.
4. Die Urteils- und Erinnerungsfälschungen.
5. Die suggerierten Handlungen oder Befehlsautomatie.

1. Die Möglichkeit, sogenannte sympathische, d. h. von sympathischen Nerven abhängige Vorgänge suggestiv zu beeinflussen, hat zugleich interessantes Licht auf ihre Physiologie geworfen. Daß die Menstruation der Frauen von Aufregungen abhängt — z. B. nach Schreck und Ärger außer der Zeit eintritt —, ist lange bekannt, bekannt auch, daß es gelingt, durch Anwendung von Sympathiemitteln oder Amuletten den Eintritt der monatlichen Blutung, falls gerade unerwünscht, um mehrere Tage zu beschleunigen oder zu verschieben. Forel konnte nun die Menstruation nicht nur an einem bestimmten Tage hervorrufen, sondern sie auch an dasselbe Monatsdatum binden, auf den 1., 2., 3. usf. festlegen, mit Abweichung vom 28tägigen Turnus.

Stigmatisationen 49

In einzelnen seltenen Fällen gelang es sogar, umschriebene Hautrötung, Schwellung, ja sogar Blasen- und Geschwürsbildung auf der Haut hervorzurufen. Wetterstrand z. B. klebte einer Hypnotisierten ein Stück gummiertes Papier auf den Handrücken, suggerierte, daß er ein Zugpflaster aufgelegt hätte, welches eine Blase hervorrufen würde, und verband so, daß die Betreffende nicht unbemerkt darankommen konnte; nach acht Stunden hatte sich eine entzündlich aussehende Rötung mit einer Art Brandblase entwickelt. Forel machte mit der Spitze eines stumpfen Messers zwei ganz leichte Kreuze auf den Arm einer hypnotisierten Wärterin und suggerierte Blasenbildung. Nach einigen Stunden hatte sich eine quaddelartige kreuzförmige Schwellung der Haut gebildet, und als er noch das Erscheinen eines Blutstropfchens suggerierte, war auch dieses nach einer Stunde zu sehen. Indessen war bei letzterem eine Täuschung nicht absolut auszuschließen, da die hypnotisierte Wärterin nur während der Quaddelbildung unter beständiger Beobachtung gewesen war. Ilma S., dem berühmten hysterischen Medium von Jendrassik und Krafft-Ebing, wurde der Rand eines Messingzylinders oder einer Glasdose auf den Arm gedrückt und suggeriert, daß er glühend wäre; nachmittags war eine Brandblase von entsprechender Gestalt erschienen. Endlich demonstrierte Kohnstamm 1911 dem Frankfurter Neurologentag eine Dame, welche ein Kreuz von Blasen bekam, nachdem er unter entsprechender Suggestion kreuzweis über ihren Handrücken gestrichen hatte. Alle Experimente dieser Art müssen aber stets mit besonderer Vorsicht angestellt und bewertet werden, da nicht selten das Bestreben, dem Hypnotiseur gefällig zu sein, die Versuchsperson zu Täuschungen verleitet. Deshalb werden von allen Berichten nur die obengenannten Versuche als kritikfest anerkannt.

Aufklärend wirken diese Erscheinungen auf die eigentümlichen Phänomene der sogenannten Stigmatisation oder des Auftretens der Blutmale Christi. Der Apostel Paulus, welcher von sich sagte: „Ich trage die Blutmale Jesu an meinem Leibe", der heilige Franz von Assisi, welcher die Wundmale Christi an den Händen getragen haben soll (wie durch das Zeugnis zweier Päpste des 13. Jahrhunderts bestätigt wird), die bekannte Louise Lateau und im Anfange des 19. Jahrhunderts Katharina Emmerich sollen sie gezeigt haben. Letztere beiden waren Hysterische mit Krampfanfällen und visionären Zuständen, welche durch lange und ekstatische Versenkung in das Bild des Gekreuzigten die Vorstellung seiner Wundmale so tief in ihr Bewußtsein eingruben, daß schließlich auf autosuggestivem Wege Blasenbildung und Blutaustritt an Händen und Füßen erfolgte. Von der Katharina Emmerich berichtet z. B. Stoll, daß in ihren Verzückungen oft der Heiland ihr als schöner Jüngling mit Blumenkranz und Dornenkrone vorschwebte. Im 32. Jahre bekam sie, wie Obermedizinalrat v. Druffel aktenmäßig geschildert hat, Wunden an Händen und Füßen und auf der rechten Seite, welche bluteten, bisweilen so, daß das Blut heraustropfte. Die Nonne Louise Lateau machte 1866 in Bois d'Haine bei Mons viel von sich reden. Es zeigten sich bei ihr Blasen an Händen und Brust, nach deren Platzen Blutungen auftraten. Virchow äußerte sich damals: „Betrug oder Wunder", Delboeuf erklärte sie als autosuggestive Erzeugnisse infolge intensiver Konzentration der Aufmerksamkeit auf die Wundmale Christi. — Daß manche katholische Priester die Beschäftigung mit dem Hypnotismus direkt verbieten, ist danach begreiflich, denn die wichtigsten kirchlichen Wunder werden im Lichte der Suggestionslehre zu Erscheinungen, welche zwar nicht völlig begreiflich sind, aber doch in das Bereich physiologisch zu erklärender Erscheinungen hineinfallen. Selbst die berühmten Wunderheilungen von Lourdes schrumpfen, soweit sie überhaupt streng beglaubigt sind, zu Suggestionswirkungen zusammen. Ein Wunder im naturwissenschaftlichen Sinne werden sie immerhin bleiben, ebenso wie die Bildung eines Kristalls, das Keimen einer Pflanze u. a.

Wie nun der Menstruationsvorgang, so läßt sich auch der Spannungsstand der glatten Blutgefäßmuskulatur im übrigen Körper so beeinflussen, daß durch ihre Zusammenziehung kleinere Blutungen versiegen. Daß sowohl die suggestiv als auch die hysterisch analgetischen Hautstellen nicht bluten, beruht auf diesem vermehrten Spannungszustand. Das würde auch die allerdings selten beglaubigten Fälle klären, wo es durch Besprechen gelang, Blutungen zu stillen: Ein bekanntlich recht alter Brauch; u. a. findet sich schon im Atharva-Veda (Grill, 100 Lieder des Atharva-Veda) eine hierauf bezügliche Zauberformel, und nach dem 6. Buch Mosis soll man beschwören: „Zeige mit dem Zeigefinger auf die blutende Stelle, mach drei Kreuze und sprich leise: Dies Blut und Wunde soll stehen und nicht mehr gehen, im Namen der heiligen Dreifaltigkeit!" Ähnlich würde die Wirkung der Suggestion auf die glatten Muskelfäserchen zu verstehen sein, welche den Haarschaft in der Haut aufrichten und sog. Gänsehaut hervorrufen. Krafft-

Ebing konnte sie durch Suggestion erzeugen. Auch im Wachzustande ruft bei sensitiven Menschen oft die bloße Vorstellung einer graulichen Begebenheit wirkliche Gänsehaut hervor. Selbst das Zentrum der Blutzirkulation, die Herztätigkeit, läßt sich — allerdings nur in bescheidenen Grenzen — verändern. Beaunis konnte den Herzschlag von 100 auf 92 erniedrigen und auf 115 erhöhen. Auch mir ist suggestive Pulsveränderung um etwa ein Zehntel gelungen.

2. **Ephypnotische Halluzinationen** setzen Halluzinationsfähigkeit in der Hypnose selbst voraus, sind aber schwerer als letztere hervorzurufen. Die Lebhaftigkeit und der Wirklichkeitsanschein solcher Trugwahrnehmungen ist sehr verschieden, je nach der Phantasieanlage des einzelnen, d. h. der Lebhaftigkeit und Beweglichkeit seiner Sinneserinnerungsbilder. Ich sage einer Hypnotisierten: „Nach dem Erwachen werden Sie einen weißen Pudel auf Ihrem Schoß sitzen sehen, werden ihn streicheln und dann herunterspringen sehen!" Sie öffnet die Augen, scheint wach zu sein, blickt auf ihren Schoß und streichelt darüber hin. Sie hat den Hund deutlich gesehen; aber wie verschieden ist ihr Benehmen von dem einer Frau, welche beim Erwachen wirklich einen weißen Hund auf ihrem Schoße sitzen sähe! Die Hypnotisierte bemerkt eben das alles mit jener vollkommenen Gleichgültigkeit und Selbstverständlichkeit, mit der wir unsern Träumen begegnen. Sie träumt mit offnen Augen.

Damit deshalb eine Halluzination Wirklichkeitsanschein bekomme, muß sie nicht nur selbst sinnlich lebhaft erscheinen, sondern es muß auch das ihr entsprechende Stück der Wirklichkeit ausgelöscht sein. Sonst siegt die Wirklichkeit über die Vision. Delboeuf suggerierte z. B. einem Mädchen, es würde ihn als schönen Jüngling sehen. Später gab sie an, sie hätte wohl einen Jünglingskopf gesehen, aber dahinter hätte immer der alte graue Kopf (Delboeufs) gelauert: der Halluzinationsvorgang war nicht stark genug, um die Wirklichkeit auszulöschen. Ähnlichen Widerstreit zweier Bilder können wir bei sogenannten optischen Doppelbildern beobachten. Wenn man ein rotes und ein blaues Glas nebeneinander vor Augen hält, und durch sie eine weiße Fläche anschaut, so überdecken sich das blaue und rote Feld teilweise, vermischen sich aber kaum zu Violett, sondern schweben wechselnd durcheinander, indem bald Rot, bald Blau überwiegt. Diesen „Wettstreit der Gesichtsfelder", wie man sich ausdrückt, kann ich nun gleichsam durch Autosuggestion lenken; wenn ich mir intensiv vornehme Blau zu sehen, so schwindet das Rot, und ich sehe eine Weile nur Blau und umgekehrt. Ähnliche Unterdrückung eines Gesichtsfeldes erfolgt gewohnheitsmäßig beim Schielenden von Jugend auf; sonst würde er alles doppelt sehen. Mitunter aber gelingt die Produktion von Halluzinationen mit greifbarer Wirklichkeit. Bernheim suggerierte einem Soldaten: „Wenn Sie nach acht Tagen in den Saal treten, werden Sie Ihren Unteroffizier sitzen sehen, ihn anreden, er wird Ihnen Vorwürfe machen wegen eines Dienstversehens, Sie werden sich ärgern" usf. Alles entwickelte sich mit schärfster Deutlichkeit und bei anscheinend völlig klarem Bewußtsein. Sonst aber besteht meistens eine allgemeine Eingenommenheit, ein Hemmungszustand, entweder bis oder während der Verwirklichung der Suggestion. Jedenfalls dadurch ist die Auffassung der Wirklichkeit so beeinflußt, daß suggerierte Sinnestäuschungen größere Realität als objektive Wahrnehmungen haben können. Forel suggerierte einer Dame, sie würde nach dem Erwachen zwei Veilchen auf ihrem Schoße finden, beide gleich deutlich, und das schönere sollte sie ihm geben; legte ihr aber ein wirkliches Veilchen hin. Nach dem Erwachen sieht sie zwei Veilchen, gibt Forel aber das halluzinierte, d. h. den Zipfel ihres Taschentuches, weil sie es für schöner hält. Bei Nachfrage gab sie allerdings zu, daß das hingegebene Veilchen flacher als das andre ausgesehen hätte. Nun schläferte sie Forel wieder ein; jetzt würde sie nach dem Erwachen drei Veilchen sehen, alle sehr schön deutlich und vollständig körperlich, mit Stiel, und alle gleich deutlich anzufühlen. Jetzt vermochte sie keinen Unterschied mehr zwischen dem wirklichen und dem halluzinierten Veilchen zu finden, weil jetzt mehrere Sinne gleichzeitig in Täuschung befangen waren. Für unsre Erkenntnistheorie, für unsern Glauben an die sogenannte Realität unserer Sinneswahrnehmungen sind derartige Versuche von wesentlichem Belang. Ähnlich konnte ein Somnambule Molls eine halluzinierte Person nicht von einer wirklich danebenstehenden unterscheiden.

In einzelnen Fällen gelang es, nach dem Erwachen eine ganze Reihe von visionären Erlebnissen hervorzurufen; so z. B. verwirklichte eine Somnambule Bernheims folgende ephhypnotische Halluzination: „Im Hofe des Krankenhauses spielt eine Militärkapelle; ein Trompeter kommt ins Zimmer herein, bläst ein Stück, spricht dann mit ihr, scherzt, wird zudringlich, will sie umarmen, wird aber von zwei Wärterinnen gepackt und hinausgebracht." — Der Eintritt solcher Trugerlebnisse läßt sich nun auf Tage und Wochen vorausbestimmen.

Bernheim gab z. B. ein: Nach acht Tagen bei der Morgenvisite kommt Herr Dr. M. mit herein, erkundigt sich nach Ihrem Befinden, Sie geben Antwort, erkundigen sich nach einigen Bekannten und bitten ihn schließlich um Befürwortung für eine Freistelle im Stift usf.; oder einem Soldaten suggerierte er, er würde ein Vierteljahr später an dem und dem Wochentage Herrn Dr. Liébault besuchen, dort würde er den Präsidenten der Republik treffen, welcher ihm eine Medaille und eine Pension überreichen würde. An dem bestimmten Tage morgens kommt ihm plötzlich die Idee, sich wieder einmal bei Liébault vorzustellen, und dort trifft er alles, wie angekündigt. Selbstverständlich bestand Amnesie; er wußte nicht, daß ihm das alles aufgetragen war.

Tritt schon bei solchen Versuchen der Hypnotisierte seinen visionären Erlebnissen mit einem andern Bewußtsein entgegen als bei vollem Wachsein, so zeigt sich die Traumähnlichkeit dieser Zustände noch mehr denjenigen Suggestionen gegenüber, welche eine Verwandlung der eigenen Persönlichkeit hervorbringen. Man kann einem Somnambulen suggerieren, er sei ein Hund — und er bellt und kriecht auf allen vieren, oder er sei ein Wolf — und er stürzt sich mit Wut auf irgendeinen Gegenstand. — Bernheim hatte einen Offizier in ein Mädchen und ein Mädchen in einen Offizier verwandelt, und beide benahmen sich ganz ihrer Rolle entsprechend. Moll suggerierte sogar einer Person, daß sie ein Stuhl sei, und sie stellte sich steif auf alle viere hin, oder daß sie ein Teppich sei, und sie legte sich ganz platt auf den Boden. Krafft-Ebing versetzte sein berühmtes Medium Ilma S. in alle möglichen Lebensalter zurück; als kleines Kind sprach sie kindlich, weinte, spielte die Eigensinnige; als Schulmädchen hantierte sie mit Tinte und Feder, kritzelte wie ein Kind, machte Tintenflecke usw. Solche Verwandlungen werfen auf verschiedene Dinge interessante Lichter. Zunächst auf die mittelalterlichen Fälle der Wolfverwandlungen oder Werwölfe, der Lykanthropie — Menschen, welche sich in Wölfe verwandelt glaubten und die Gräber aufwühlten — und des Vampirismus — Hysterische, welche sich für Vampire hielten und auf Blutsaugen ausgingen — und zweitens auf die Wahnideen von Geisteskranken, welche durch diese hypnotischen Analogien wesentlich verständlicher werden. Der Geisteskranke, welcher Bismarck, Christus, Zar zu sein wähnt, führt seine Rolle mit keiner größern Konsequenz durch, und auch nicht anders als sein Verstand sich die Rolle denkt. Inkonsequenzen läßt auch der Hypnotisierte nicht verkennen; er ist in der Idee seiner Rolle, als Kind oder als Wolf oder als Stuhl, befangen; aber in ähnlich beschränkter Weise als im Traum. Das Bewußtsein spielt gewissermaßen mit sich selbst. Wenn man versuchen würde, ernste Konsequenzen daraus zu ziehen, so würde der Hypnotisierte aus seiner suggerierten Rolle herausfallen, z. B. wenn man versuchen wollte, dem verzauberten Stuhl ein Bein abzusägen. Die Suggestion ist eben nur imstande, einen mehr oder weniger großen Teil des Bewußtseins in ihrem Sinne zu verwandeln. Der Fonds der Persönlichkeit bleibt in Reserve und behütet das Wohl des Gesamtorganismus, ebenso wie der Traum sein Spiel immer nur bis zu einer gewissen Grenze treibt.

Ähnliches zeigt sich bei den sogenannten negativen Halluzinationen, dem Wegsuggerieren von sinnlichen Wahrnehmungen. Ich sage einer Schlafenden: Nach dem Erwachen sehen Sie mich nicht mehr; sie sieht mich dann nicht, obwohl sie mich hört; an meiner Stelle sieht sie entweder einen Nebel oder ein Stück der Zimmerwand, welches meine Figur ersetzt. Mehrfach sahen von mir Hypnotisierte rote, feurige Flecke an Stelle verschwundener Gegenstände; etwa wie wir hinter geschlossenen Lidern sehen; trotz der subjektiven Echtheit dieser Täuschungen trägt das nichtsuggerierte Wachbewußtsein im Hintergrunde doch der Täuschung Rechnung. Ein Hypnotisierter setzt sich auf einen suggerierten Stuhl keineswegs so wie ein Gesunder auf eine bereitstehende Sitzgelegenheit, denn dann würde er einfach hinfallen; sondern er bleibt nur hocken, in scheinbar sitzender Haltung; umgekehrt, als Moll einem Hypnotisierten den auf dem Wege zur Tür stehenden Tisch wegsuggeriert hatte und ihn hinauszugehen hieß, stieß er doch nicht geradesweges an den Tisch an, wie einem wirklich Blinden passieren würde, sondern ging um ihn herum, obwohl ihm die Wahrnehmung des Tisches nicht bewußt war. Als Forel einem andern suggerierte, seine auf einem Stuhl sitzende Frau wäre nicht mehr da, er sollte selbst auf dem Stuhl nachfühlen, so tastete er um die Figur herum. Das sieht wie Komödie aus, ist aber keine; nur voreingenommene Nichtwisser behaupten das. Durch die Paradoxie der gegebenen Suggestion wird tatsächlich eine Spaltung des Bewußtseins in zwei verschiedene Komplexe herbeigeführt: in einen von der Suggestion beherrschten und einen noch mit der Wirklichkeit verknüpften. Beide verhandeln diplomatisch miteinander, tragen sich gegenseitig Rechnung in ihrem Benehmen. Akkurat so benimmt sich übrigens ein sogenannter hysterisch Blinder. Hysterische und Hypnotisierte sind deshalb gleich mühelos zu „entlarven"; z. B. gibt es eine Methode, um simulierte Blindheit aufzudecken: auf schwarzem Grunde eine Zeile aus abwechselnd roten und grünen Buchstaben; hält man dazu eine Brille aus einem roten und einem grünen Glase vor beide Augen, so kann man alle Buchstaben lesen, die roten mit dem roten, die grünen mit dem grünen Glase. Schließt man dagegen ein, z. B. das grünsehende Auge, so erkennt man nur die roten Buchstaben, denn Grün durch rotes Glas gesehen, erscheint schwarzbraun. Suggeriert man nun Blindheit auf einem Auge und probt auf die beschriebene Weise, so liest er nicht, wie zu erwarten wäre, nur die roten oder grünen Buchstaben, sondern die ganze Zeile; sein Gehirn kriecht — naiv und unbewußt — auf den Leim. Auch wenn man völlige Blindheit suggeriert hat, benimmt sich die Person keineswegs wie eine wirklich blinde, sondern geht langsam aber sicher, ohne irgendwo anzustoßen. Ähnlich „offenbare Komödie" sieht der Nichtkenner in folgendem Experiment: Ich suggeriere einer Person völlige Taubheit. Sie hört nichts, weder was ich noch was andre sprechen. Wenn ich ihr aber sage: „Jetzt hören Sie wieder!", dann hört sie. Auch hier das gesetzmäßig vor sich gehende Kompromiß zwischen dem suggerierten und dem normalen Bewußtseinskomplex.

Auch diese so wunderbaren negetiven Halluzinationen haben ihr Pendant in der Alltäglichkeit. Wer hätte nicht schon auf seinem Schreibtisch lange Zeit nach Dingen gesucht und gekramt, die ihm vor der Nase liegen. Die voreilig sich bildende Idee, das Ding ist nicht da, hemmt tatsächlich das Bewußtwerden der betreffenden Wahrnehmung, suggeriert uns eine negative Halluzination.

3. Was die negativen Halluzinationen für die Sinne, sind die Amnesien für das Gedächtnis. Ich sage einer Somnambulen: „Nach dem Erwachen haben Sie Ihren Namen vergessen; erst wenn ich Ihre Hand anfasse, fällt er Ihnen wieder ein!" Es geschieht. Befragt weshalb, antwortet sie, sie wäre noch schläfrig gewesen, oder sie hätte sich nicht besinnen können. Also das Auftauchen einer der allergeläufigsten Vorstellungen kann durch die Vergessenssuggestion gehemmt werden; so kann jede beliebige Vorstellung oder Vorstellungsgruppe in den Strom des Vergessens getaucht werden: das Rechnen, der Geburtstag u. a.; ja man kann sogar suggerieren, sie wisse gar nichts, dann bleibt die Person auf alle Fragen die Antwort schuldig. Systematische hat man

nun solche Amnesien genannt, bei der nur bestimmte Vorstellungen ausgeschaltet werden. Eine Person, die das „A" vergessen hat, antwortet „je" statt „ja", „ich hette geschlefen" statt „hatte geschlafen" usf. Forel sagte einer Wärterin im Schlaf, sie würde beim Bericht über eine Kranke konsequent deren Namen mit dem einer andern vertauschen; sie berichtet nach dem Erwachen klar und vernünftig, nur bei dem betreffenden Namen verspricht sie sich konsequent. So seltsam diese Dinge, so haben doch auch sie Analogien im Wachsein. Die Idee, etwas vergessen zu haben, hindert uns mitunter am einfachsten Besinnen, und wenn man ein- oder zweimal sich bei einem Namen versprochen hat, so wiederholt es sich noch öfter.

Eine Art generalisierter (Allgemein-) Amnesie ist der Schlaf bei offenen Augen; ein ziemlich seltenes Phänomen und nur bei Somnambulen möglich. Ich lasse eine Person mich anblicken und sage: „Sie schlafen jetzt bei offenen Augen ein!", dann treten tatsächlich alle Zeichen des Schlafes ein. Die Augen bleiben offen, starr auf mich gerichtet und tränen sehr bald. Wenn ich bis drei zähle, erwacht sie mit einem tiefen Atemzuge und verwundert um sich schauend. Aus solchem Schlaf läßt sich sehr leicht durch entsprechende Suggestion das zuerst von Donato vorgeführte Phänomen der Faszination entwickeln. Ich heiße die Kranke mich im Schlaf ansehen und mir folgen; dann tut sie langsam alles, was ich ihr vormache. Sie zeigt das auch bei Geisteskranken beobachtete Symptom der Echopraxie oder Nachahmung. Auch das Studium der Amnesien führt auf eine Spaltung des Bewußtseins in zwei voneinander mehr oder weniger getrennte Komplexe hin, welche getrennte Erinnerungen haben. Wachsein erinnert sich nur an Wachsein, Somnambulismus an Somnambulismus; allerdings im Tiefschlaf läßt sich auch Erinnerung an das Wachsein wecken. Ja, man kann im somnambulen Zustande durch suggerierte Bewußtseinskonzentration sogar Steigerung der Erinnerungsfähigkeit, Hyperamnesie, bewirken, Erinnerungen an längst vergessene Namen oder Erlebnisse wachrufen. Es läßt sich denken, daß die mannigfachen Störungen, denen unsre Sinne im Wachsein beständig ausgesetzt sind, störend auf einen sich entwickelnden Erinnerungsvorgang einwirken, wogegen in der Hypnose vollkommene Ruhe des Bewußtseins mit einseitiger Steigerungsfähigkeit vorliegt. Mitunter treten weit zurückliegende Gedächtniskomplexe von selbst hervor; z. B. sprach ein von Hansen hypnotisierter Offizier in der Hypnose plötzlich eine Sprache, welche er in seiner frühesten Kindheit gelernt, dann aber im Wachsein total vergessen hatte (Wallisisch).

4. Urteils- und Erinnerungsfälschungen. Von besonderem Interesse für die Psychologie der Aussage, welche ja nicht nur im Leben, sondern vor allem bei gerichtlichen Zeugenvernehmungen die entscheidendste Rolle spielt, ist die Tatsache, daß im postsomnambulen Zustande auch die Urteils- und Erinnerungsfähigkeit sich in plastischem, bildsamem Zustande befindet. Gute und oft hypnotisierte Somnambulen lassen sich alle im Bereich der Möglichkeit liegenden Erinnerungsfälschungen einreden. Unsre Erinnerung ist überhaupt ein leicht zu fälschender Vorgang; z. B. ergab ein Versuch, die Erinnerungstreue nach einem unmittelbar erlebten Ereignis bei verschiedenen Personen festzustellen, daß nur etwa ein Drittel aller Zuschauer die unvorbereitet erlebte Szene in allen Einzelheiten getreu wiedergab. Die Mehrzahl hatte irgend etwas falsch aufgefaßt oder in der Erinnerung falsch ergänzt. Je mehr Zeit nach solchem Ereignis verstreicht, um so entstellter wird es natürlich wiedergegeben. Wie die Wolken am Himmel ihre Form beständig ändern, so geht es auch unsern Erinnerungsbildern; und wer zu beobachten weiß, kann diese allmähliche Umbildung der Erinnerungen im Laufe der Lebenstage, Wochen oder Jahre an sich selbst feststellen. Diese Wandelbarkeit ist in Krankheitszuständen (Hysterie, Schwachsinn, Geistesstörungen) so auffällig, daß sich hier ganz systematische Fälschungen durch gewisse Gefühle und sogenannte überwertige Ideen — neuerdings auch katathyme genannt — nachweisen lassen. Die schlimmste Feindin der Erinnerungstreue oder, wie man sie auch genannt hat, der Gedächtnisfestigkeit, ist aber die Suggestibilität: Je suggestibler ein Mensch, um so unzuverlässiger seine Erinnerungen. Namentlich Forel und Bernheim haben interessante Versuche über Erinnerungsfälschungen angestellt. Bernheim sagte einem Kranken: „Ich weiß, warum Sie letzte Nacht nicht geschlafen haben; der Kranke Nr. 6 hat gehustet, hat gestöhnt, hat wie im Delirium gesungen und schließlich die Fenster geöffnet." Der Kranke erwacht und berichtet genau im Sinne der gegebenen Suggestion, mit welcher er auch alle andern Beobachtungen im Krankensaal geschickt kombiniert. Einem andern sagte Bernheim mit Erfolg. „Sie erinnern sich, daß gestern nachmittag ein Betrunkener hereinkam, Lärm machte und schließlich von den Wärtern hinausgeworfen wurde!" — Bei sehr suggestiblen Somnambulen gelingen derartige Erinnerungsfälschungen oder

retroaktive Halluzinationen, wie sie Bernheim nannte, sogar im wachen Zustande; allerdings nur eine Zeitlang. Nach Stunden, Tagen oder Wochen schwindet allmählich die eingegebene Täuschung, korrigiert vom wachen Bewußtsein. Forel sagte, als ein junger Mann ins Zimmer trat, unvermutet zu einem seiner Medien: „Sie kennen diesen Herrn, er hat Ihnen vor einem Monat am Bahnhofsplatz Ihre Börse gestohlen!" Sie schaut ihn eine Weile an, sinnt nach, die befohlene Scheinerinnerung bildet sich und sie fügt sogar hinzu, es seien 20 Franken in der Börse gewesen.

5. **Posthypnotische Handlungen** (sprachlich richtiger ephypnotische). Die sensationellsten Erscheinungen des Hypnotismus sind zweifellos die Befehlsautomatie oder die suggerierten Handlungen, weil sie die Bestimmbarkeit des menschlichen Willens packend veranschaulichen und unter Umständen wertvolle Anhaltspunkte zur Beurteilung gewisser Verbrechen bilden. Auch hier herrscht große Verschiedenheit und eine unendliche Reihe von Abstufungen verbindet die Extreme. Während auf einer Seite Menschen sind, welche sich zwar hypnotisieren, aber weder durch Eingebung noch durch Überredung zu einer Handlung bestimmen lassen, welche ihrer Persönlichkeit, ihrer Erziehung und ihrem Wesen widerspricht, stehen am andern Ende der Reihe Somnambule, mit denen der Hypnotiseur fast ganz nach seinem Willen schalten kann, mit denen er jene interessanten Experimente anstellen kann, welche Gurney, Bernheim, Forel, Moll u. a. oft geschildert haben. Allerdings herrscht über die Bedeutung solcher Experimente für den Ernstfall eines Verbrechens noch sehr verschiedene Meinung. Die genannten Autoren halten die Möglichkeit suggerierter verbrecherischer Handlungen für erwiesen, andre wieder sind der Meinung, daß jenen Experimenten der volle Ernst der Situation fehlt, und daß dieser Mangel sehr wohl von dem wachen Bewußtseinskomplex wahrgenommen werden könne. Sicher ist jedenfalls, daß man keineswegs jeden Somnambulen zu einem beliebigen Verbrechen anstiften kann, für dessen Urheber er keine Erinnerung hat und welches er scheinbar aus freiem Willen ausführt. Verkehrt aber sind prinzipielle Zweifel aus Vorurteil; die Möglichkeit, sehr suggestible, von Natur moralisch schwache Menschen zu verbrecherischen Handlungen zu bestimmen, ist nicht von der Hand zu weisen, wenn auch zweifelsfrei erwiesene Fälle recht selten sind. Die richtige Fragestellung ist deshalb nicht, ob suggerierte Handlungen überhaupt möglich sind oder

nicht, sondern zu welchen Handlungen sich ein Mensch suggestiv bestimmen läßt.

Die Allgemeinbedingung zum Zustandekommen suggerierter Handlungen ist der somnambule Zustand. Ich sage einer Frau: „Nach dem Erwachen werden Sie Ihren Hut nehmen und mir aufsetzen!" Sie erwacht, will sich zum Heimgehen fertig machen, nimmt ihren Hut, dreht ihn mehrmals in der Hand herum. „Weshalb?" — „Er kommt mir so komisch vor!" Schließlich setzte sie ihn auf. Dies ein Fall, wo die Suggestion nicht zur Ausführung kommt; es kommt ihr nur der Gedanke, daß mit dem Hut irgend etwas los ist, und deshalb kommt er ihr „komisch vor". Diese Fälle, wo die empfangene Zielvorstellung nicht zur Ausführung kommt, sondern nur auf das Benehmen verändernd einwirkt, sind nicht selten. Wenn man den Versuch aber energisch wiederholt, so gelingt er gewöhnlich. — Einem jungen Mann, bei dem im Schlaf Analgesie, Halluzinationen usf. möglich sind, sage ich: „Ich lege Ihnen hier mein Taschentuch hin. Wenn Sie aufwachen, nehmen Sie es und schmeißen es mit dem Ruf: ‚Das dumme Taschentuch!' auf die Erde." Ich wecke ihn aus amnestischem Schlaf, und er tut, was ich ihm sagte. „Weshalb haben Sie das getan?" — „Ja, was soll das Taschentuch auf meinem Schoß?" sagt er. Er hat also scheinbar aus freien Stücken den Befehl ausgeführt und motiviert ihn auf plausible Art. Ich schläfere ihn nun wieder ein und sage: „Sie werden nach dem Erwachen mir das Taschentuch ins Gesicht werfen!" Jetzt nimmt er das Taschentuch, betrachtet es einen Augenblick, wirft es von sich. Befragt sagt er: „Ich hätte es Ihnen beinahe ins Gesicht geworfen!" — „Weshalb?" — „Weil ich es dumm fand!" — „Und weshalb haben Sie es nicht getan?" — „So etwas darf man doch nicht!" — Also eine aufgetragene unschickliche Handlung wird durch ein **normales Gegenmotiv** verhindert. — Eine Frau, welcher ich dasselbe im Schlaf auftrage, das Taschentuch einer anderen Kranken ins Gesicht zu werfen, tut es und lacht dabei. „Weshalb tun Sie das?" — „Mir kam so der Gedanke!" — „Weshalb lachten Sie?" — „Ich fand es komisch!" — Sie führt also den Befehl aus, weil sie den unbewußten Zwang fühlt, es tun zu müssen, sucht die Handlung aber nicht als beleidigenden Ernst, sondern als harmlosen Scherz darzustellen. Das Wachbewußtsein sucht die Handlung in ihrer Wirkung abzuschwächen, zu entschuldigen. — Ähnliche Gegenmotive gegen aufgetragene unschickliche Handlungen machen sich bei gesitteten Menschen meistens geltend.

Oft läßt sich beobachten, daß die Personen vor oder während der Ausführung nicht völlig klar sind. Die Augen sind starr, die Bewegungen langsam und matt, sie sind gleichsam „in kleiner Hypnose". Andre freilich sind völlig klar, aber im Begehen der Handlung lässig und ohne Nachdruck, als ob es ihnen nicht recht ernst wäre. Einige führen aber ihre Handlungen ernst und im klaren Zustande aus. Daß solche Handlungen nicht so überaus selten sind, zeigen Forels Versuche, der sie bei 13 unter 19 Wärterinnen seiner Anstalt hervorrufen konnte.

Was die Art der aufgetragenen Handlung anlangt, so können auch ephypnotisch nur solche Handlungen ausgeführt werden, welche den Fähigkeiten und Kräften des Individuums entsprechen. Einem Ungeschulten kann man weder Radfahren noch Klavierspielen suggerieren; ebensowenig, wie selbst die beste Somnambule nicht so schön singen wird wie Trilby, wenn sie nicht von Natur aus Gehör und Übung hat.

Viel umstritten ward die Frage, in welchem Zustande sich ein Individuum bei Ausführung ephypnotischer Handlungen befindet; dazu hat Moll eine Reihe von Versuchen zusammengestellt. Er sagt einem Hypnotisierten: „Nach dem Erwachen werden Sie, sobald ich mein rechtes Knie über das linke lege, das Tintenfaß vom Tisch auf den Stuhl stellen!" Er erwacht, tut es und währenddem suggeriert M. schnell aufs neue: „Sie sehen jetzt Ihren Bruder", „Sie essen jetzt Mittagbrot" — er nimmt auch diese Suggestionen an und muß aufs neue geweckt werden, ehe er ganz munter ist; er war also wieder in Hypnose mit gesteigerter Suggestibilität und Amnesie gewesen. Viele verallgemeinern dies; die Hypnose dauere in jedem Fall entweder bis zur Handlung fort, oder wiederhole sich während der Ausführung des Befehls. Nach Delboeuf heißt eine ephypnotische Suggestion ausführen in bestimmtem Momente wieder in neue Hypnose, nach Liégeois in den second état kommen. Daß dies nicht allgemein richtig, lehren andre Beispiele. Moll sagte einer Frau: „Nach dem Erwachen werden Sie, sobald Herr A. mit Ihnen spricht, ihn auslachen, wenn Herr B. Sie anredet, die Zunge herausstecken!" Sie erwachte völlig, tat das Aufgetragene, weiß aber hinterher nicht, daß sie es getan hat, obwohl sie sonst wach war. Hier bestand also nur Amnesie für die aufgetragene Handlung, sonst völlige Klarheit. Ähnlich Forels Wärterin; sie sollte über eine Kranke berichten und, sobald sie deren Namen ausspreche, sich an der Stirn kratzen. Sie tat es, berichtete durchaus verständig, wußte hinterher alles, was sie gesagt hatte, nur daß sie sich während

Verschiedene Zustände

des Sprechens gekratzt hatte, wußte sie nicht: also partielle Amnesie. Solche Versuche illustrieren besonders schön die interessante Tatsache der sogenannten Spaltung des Bewußtseins. Derjenige Bewußtseinsteil, welcher das Wachsein repräsentiert, eine lange Reihe zusammenhängender Handlungen, Wahrnehmungen, Vorstellungen, ist erinnerungsfähig und im Zusammenhange mit dem gewöhnlichen Leben (Oberbewußtsein). Der andre Teil des Seelenlebens aber, welcher sich unter der Oberfläche der klar bewußten Sinnenwelt abspielt, das Unterbewußtsein, hat keinen Erinnerungszusammenhang mit dem Wachbewußtsein; es repräsentiert gleichsam die Dämmerseite des Daseins und hat die Fähigkeit in besondern Seelenzuständen zum Teil selbständig zu funktionieren.

Ein gutes Beispiel führt Moll für den second état an: Ein Herr soll nach dem Erwachen einen Stuhl auf den Tisch stellen; während er das tut, ruft M. ihm schnell zu, ein Hund beiße ihn. Er stößt den Hund weg, stellt den Stuhl und wird nun völlig wach. Er erinnert sich, den Stuhl gestellt und einen Hund gesehen zu haben, welcher ihn beißen wollte, aber der ganze Zustand war ihm „wie ein Traum". — Freilich kann die Person bei Ausführung der Handlung völlig wach sein, sich auch an alles erinnern, aber doch das Gefühl haben, daß fremder unerklärlicher Zwang sie zur Handlung treibt. Endlich gibt es Personen, welche aus eignem Antrieb zu handeln glauben, aber seltsame, mitunter recht einfältige Motive dafür angeben. — Sonach gibt es also folgende verschiedene Seelenzustände während einer ephypnotischen Handlung:

1. Neuhypnose mit Suggestibilität und Amnesie für die ganze Zeit der Handlung — second état.
2. Amnesie nur für die aufgetragene Handlung, aber ohne neue Suggestibilität.
3. Ein Zustand von neuer Suggestibilität, aber mit erhaltener, wenn auch verwaschener (traumartiger) Erinnerung.
4. Völliges Wachsein:
   a) mit dem Gefühl eines Zwanges (Zwangshandlung),
   b) mit dem Gefühl eigenen Wollens (Spontanhandlung).

Diese Reichhaltigkeit an Seelenzuständen erscheint auffallend. Man vergesse aber nicht, daß auch wache Willenshandlungen keineswegs in einheitlichen, sondern in recht verschiedenen Bewußtseinszuständen ausgeführt werden. Von Handlungen, die im Zustande von Träumerei oder in sogenannter blinder, verworrener Leidenschaft ausgeführt werden, bis zu solchen, bei deren Begehung Ziel und Wege der Handlung beständig klar vor dem geistigen Auge schweben, gibt es ebenfalls eine reiche Staffel verschiedener Seelenzustände. Jene hypnotischen Zustände sind übrigens keineswegs streng geschieden, sondern lassen sich durch Suggestion bestimmen oder abändern. Ich kann einer Hypnotisierten sagen: „Wenn Sie das und das tun, wissen Sie nicht, was Sie tun, und Sie haben es hinterher vergessen!", ich kann ihr aber auch sagen: „Wenn Sie es tun, sind Sie völlig wach, erinnern sich an alles und haben völlig das Gefühl, es aus freiem Entschluß zu tun!" Recht verschieden fallen dann die im letztgenannten Falle angegebenen Motive aus. Der eine sagt: „Ich weiß nicht, wie ich dazu kam, mir kam so die Idee"; der andre: „Ich tue das mitunter so", ein Dritter gibt dies, ein Vierter jenes an. Wenn Amnesie für die Handlung besteht, so schwindet diese häufig nach Stunden, Tagen oder Wochen, und die Erinnerung klärt sich, d. h. die durch Hypnose herbeigeführte Bewußtseinsspaltung verliert sich, und das Bewußtsein gewinnt wieder normalen Erinnerungszusammenhang.

Von besonderm psychologischen Interesse sind die von den Franzosen „Suggestions à échéance", von Forel „Termineingebungen" genannten Suggestionen. Wie Erwachen und Halluzinationen, so lassen sich auch Handlungen auf bestimmte Termine vorausbestimmen; und zwar um so leichter und sicherer, je näher der Termin der Hypnose selbst liegt. Es sind aber auch Termineingebungen bis zum Ziel von vier Monaten von Moll, ja selbst noch nach einem Jahre von Liébault beobachtet worden. Anzunehmen, daß die Person diese ganze Zeit sich in einem hypnoseähnlichen Zustande befunden habe, wäre Unsinn. Wir nähern uns dem Verständnis, wenn wir bedenken, daß wir auch im Alltagsleben uns oft vornehmen oder beauftragt werden, an einem bestimmten Tage etwas zu tun. Zwischendurch denken wir nicht daran, und doch erscheint zu bestimmter Zeit, durch irgendeine Wahrnehmung angeregt, der Entschluß zur Ausführung. Ich werde z. B. gebeten, am Freitag einen Besuch zu machen. Die andern Wochentage kommt mir der Besuch nicht in den Sinn; am Freitag aber lese oder höre ich, daß Freitag ist, und die Assoziation zwischen Tag und Entschluß weckt die Erinnerung. Ähnlich, nur noch präziser und minder bewußt, müssen wir uns die Verwirklichung einer Termineingebung vorstellen. Vor allem fehlt dabei die Zwischenerinnerung, während Terminvor=

sätze im Wachen zwischendurch gewöhnlich ab und zu auftauchen, der Entschluß sozusagen im Unterbewußtsein Wache steht. Schade, daß die Möglichkeit von suggerierten Terminhandlungen immerhin begrenzt ist, sonst würde die Präzision und Zuverläßigkeit, mit der sie eintreten, manche berufliche und andre unangenehme Versäumnisse verhindern können. Terminsuggestionen zu verbrecherischen Zwecken zu benutzen, gelingt Gott sei Dank nur äußerst selten, weil die Bedingungen, an welche sie geknüpft sind, nur in ganz seltenen Fällen beisammen sind. In der Tat mißlingen ephypnotische Suggestionen häufig; entweder, weil sich nicht die nötige Bewußtseinsspaltung durchführen läßt — die Person hat nach dem Erwachen auch die aufgetragene Handlung vergessen — oder weil die Hypnose nicht so tief war, daß durch den gegebenen Auftrag nicht auch ein teilweises Wiedererwachen eintritt: Es fehlt die Amnesie für den Befehl. Schließlich wird eine gegebene Suggestion, besonders wenn sie eine unsittliche oder unschickliche Handlung befiehlt, nicht zur Ausführung kommen, weil sie inneren Widerständen, d. h. angeborenen sittlichen Gefühlen oder anerzogenen moralischen Grundsätzen begegnet. Gerade das Scheitern gegebener Suggestionen an solchen Widerständen zeigt, wie selbst der suggestibelste Mensch keine von fremdem Willen „völlig lenkbare Maschine" ist, etwa wie es Samarow in seinem literarisch und psychologisch ziemlich minderwertigen Roman „Unter fremdem Willen" darstellt, sondern daß der Hypnotisierte im günstigsten Falle ein lenkbares Luftschiff ist, welches dem Steuer des Hypnotiseurs nur gehorcht, solange kräftige Gegenwinde fehlen. Im allgemeinen läßt sich also das Gesetz formulieren: Irgendein Mensch ist um so schwerer zu einer suggerierten Handlung zu bestimmen, je schwerer er zu hypnotisieren, je selbständiger er geistig und sozial ist, je klarer und zusammenhängender sein waches Denken und Fühlen, je weiter die Handlung zeitlich und örtlich vom Suggestor entfernt ist, je mehr innere Widerstände die Ausführung der Handlung findet (sittliches Gefühl, sittliche Grundsätze, eigne Interessen) und je folgenschwerer die Handlung sein würde. Danach läßt sich die Wahrscheinlichkeit bemessen, mit der ein vollsinniger Mensch durch ephypnotische Befehle zu einer verbrecherischen Handlung anzustiften wäre.

Objektive Zeichen der Hypnose.

Die Simulierbarkeit vieler hypnotischer Erscheinungen hat alte und neue Gegner immer wieder zu der Behauptung ermutigt, daß der Hypnotisierte überhaupt entweder schwindle oder im günstigsten Falle sich selbst betrüge; eine Behauptung, die natürlich dem Kenner wahrhaft töricht dünkt. Wenn aber derlei „Irrungen" selbst von bekannten Gelehrten, z. B. dem französischen Nervenarzt Babinski, ausgehen, so erhebt sich allerdings die Frage, durch welche objektive Zeichen läßt sich Zweiflern gegenüber die Realität einer Hypnose beweisen? Eine Frage, die große praktische Wichtigkeit gewinnt, wenn etwa ein Mensch behauptet, im hypnotischen Zustande ein Verbrechen begangen zu haben oder zu einem solchen benutzt worden zu sein.

Der somnolente Zustand hat keine zuverlässige objektive Zeichen, da sich seine Merkmale, ruhige Atmung und Liegenbleiben der Glieder in unbequemen Stellungen, natürlich simulieren lassen. Dagegen kündigt sich der Eintritt der Katalepsie fast immer durch ein sehr charakteristisches feines Zittern der Augenlider an, welches niemand nachahmen kann. Die Drehung der Augäpfel nach oben beim Lidschluß ist nicht charakteristisch, da sie auch beim gewöhnlichen Schluß eintritt. Tieferer Schlaf macht sich durch ein langsames Hin- und Herwandern der Augen hinter geschlossenen Lidern bemerkbar, was wenigstens schwer zu simulieren ist. Ein zweites objektives Merkmal der Katalepsie ist eine geringe gleichmäßige Spannung der gesamten Körpermuskulatur, welche ja das wächserne Beharren der Glieder in der gegebenen Stellung bedingt. Sehr wichtig ist ferner die geringe Ermüdbarkeit kataleptischer Stellungen. In sitzender Stellung den ausgestreckten Arm 20 Minuten ausgestreckt zu halten, ist einem Gesunden möglich, verlangt aber schon recht viel Energie, um der Ermüdung entgegenzuwirken, ein Hypnotisierter aber hält den Arm eine halbe Stunde und länger; und vor allem hält er ihn, wie schon Charcot zeigte, ruhiger und läßt ihn ruhiger sinken als ein etwa Simulierender. Auch die im kataleptischen Stadium suggerierbare Analgesie vorzutäuschen, dürfte schwer sein. Ich möchte den sehen, der sich nur zu Versuchszwecken und unerwartet eine Nadel durch eine Hautfalte seines Handrückens stechen ließe, ohne Protest zu erheben oder ohne sich den Schmerz merken zu lassen. Absolut unsimulierbar ist natürlich die schon erwähnte Blutleere der analgetischen Hautstiche.

Eine weitere Reihe von charakteristischen Schlafzustandsänderungen tritt beim Übergang des kataleptischen in den amnestischen Zustand ein; Zeichen, deren Gesamtheit nur ein besonders geübter Kenner simulieren könnte: der Übergang der Katalepsie zur Muskelerschlaffung (von Hypertonie zu Hypotonie), die Verzögerung der Reaktionen, d. h. Antworten auf Fragen und Bewegungen, auf Befehle, und endlich das Fehlschlagen mancher Versuche. Ein Simulant würde natürlich jeden beliebigen Auftrag des Hypnotiseurs ausführen, bei einem reell Schlafenden wird stets der eine oder andre Versuch mißlingen. Der eine wird z. B. keine Halluzinationen bilden, dem andern wird man keine Erinnerungsdefekte suggerieren können, ein dritter wird manche ephypnotische Befehle nicht ausführen. Endlich habe ich gezeigt, wie später noch beschrieben wird, daß bei sehr vielen Somnambulen sich Steigerungen gewisser seelischer Leistungen suggestiv erzielen lassen; z. B. eine Steigerung der Sinnesempfindlichkeit, deren Simulierbarkeit vollkommen ausgeschlossen ist.

Schließlich darf doch das Zeugnis so vieler gebildeter Menschen, ja selbst von Ärzten, welche hypnotisiert wurden und darüber genaue Auskunft gaben, den Wert eines objektiven Zeugnisses beanspruchen. Die einzige wissenschaftliche Fragestellung bleibt nur: An welchen objektiven Zeichen sind die einzelnen Phasen der Hypnose zu erkennen?

Wachsuggestion.

Eine gewisse Universalität gewinnt unsere Lehre durch das Gesetz, daß fast alle bisher beschriebenen Erscheinungen sich gelegentlich auch außerhalb des hypnotischen Zustandes und ohne vorherige hypnotische Präparation, durch Wachsuggestion erzielen lassen.

Die suggestive Kraft gewisser Bewegungen oder Ausdrucksbewegungen ist ja bekannt. Wenn in einer gelangweilten Gesellschaft irgend jemand auffällig gähnt, so pflanzt sich's von Mund zu Munde fort. Andere gähnen, wenn man ihnen nur zuruft: „Du mußt jetzt gähnen!" Ähnlich sicher läßt sich in gleichgestimmter Gefühlslage Weinen und Lachen durch Gebärdensuggestion oder „Ansteckung" provozieren. Man denke an das Lachen einer Klasse im Unterricht, wenn erst einer anfängt, oder das Weinen bei einer Predigt, einem Begräbnis, einer Tragödie. Weniger häufig ist die suggestive Übertragung von Husten- und Juckreizen; wenn ein im Zimmer Anwesender heftig hustete, habe ich selbst mitunter Hustenreiz empfunden. In lustiger Gesellschaft von Freunden oder Freundinnen einen Floh zu markieren, damit die andern das Jucken auch fühlen, ist ein bekannter Scherz. Derlei Übertragungen von Gebärdensuggestionen gelingen nicht in jeder Gemütslage, sondern am besten — Selbst- oder Fremdbeobachtung lehrt es — in einer gelangweilten, indifferenten Seelenverfassung, also einer Stimmung, welche auch zum Gelingen einer Hypnose nötig ist. Namentlich Kinder und junge Mädchen unterliegen der ansteckenden Wirkung solcher Gebärden; wie leicht suggerieren sie sich in ihren Gefühlen, in Begeisterung, Freude, Furcht (z. B. Gespensterfurcht). Ihres ist ja auch dasjenige Alter, in welchem (vgl. Tabelle) am leichtesten Tiefschlaf zu erzielen ist. Unangenehmer wird die Wachsuggestibilität in Fällen wie dem folgenden: Eine meiner Verwandten ist für den Brechreiz sehr suggestibel. Sie kann niemanden in ihrer Nähe übel werden sehen, ohne sehr bald zu folgen. Auf See leiden solche Menschen mehr an suggerierter als an realer Seekrankheit. — Eine komische Illustration zu suggeriertem Speichelfluß lieferte vor vielen Jahren ein Bild Oberländers: Eine spielende Militärkapelle, in deren Mitte der kleine Moritz steht und in eine Zitrone hineinbeißt, so daß den Musikern der Speichel vom Munde läuft. Als 1892 die Cholera in Hamburg wütete, zirkulierte oft das Wort, daß ebenso viele aus Angst vor der Cholera als an wirklicher Ansteckung stürben. Sicher hat bei den vielen harmlosen Durchfällen der damaligen Zeit die durch Angst unterstützte Wachsuggestion eine böse Rolle gespielt. Denn wir wissen, daß die Darmtätigkeit suggestiv zu leiten ist, worauf z. B. Heilung von Verstopfung und nervösen Durchfällen in Hypnose beruht.

Wer Lust zu Experimenten derart hat, mag Wirkungen harmloser Wachsuggestionen auf Schritt und Tritt feststellen. Ich gehe mit einem Freund aus dem Hause und sage plötzlich: „Du hast deinen Hut vergessen!" Erschrocken greift er nach seinem Kopf und beweist, daß die Suggestion gesessen. Bedingung dazu war ein gewisser Grad von Zerstreutheit. Hätte ich ihn gefragt: „Fühlst du deinen Hut?", so würde er, ohne hinzufühlen, bejaht haben, weil er sofort den Druck seines Hutes auf den Kopf bemerkt hätte; die Suggestion aber schaltete dieses Druckgefühl aus. — Oder ich wanderte mit einem Freund, und wir hatten mehrere Stunden nichts gegessen. Ich sagte: „Wenn wir nur

bald zu essen bekämen, ich habe greulichen Hunger!" Nach einigen
Sekunden entgegnet er: „Wahrhaftig, ich fühle auch Hunger!" —
Einer meiner Freunde kann seiner Frau sehr leicht Schmerz suggerieren.
Sie kann nicht sehen, wenn sich jemand einen Nagel abbricht; er braucht
sich nur so zu stellen, um sie einen Schmerz an ihrem Nagel fühlen
zu lassen. Wenn er im Scherz ein Messer nimmt und sich in den Arm
ritzen will, so bittet sie ihn aufzuhören, sie fühle den Schmerz schon
mehr als er selbst.

Auch Wachkatalepsie läßt sich beobachten. Wenn man sich mit jemandem eingehend unterhält und ihm unbemerkt den Arm hochhebt, so bleibt dieser oft eine Zeitlang (sekundenlang) stehen, ohne daß die Person weiß weshalb. Ihr Arm ist eben vollständig außerhalb des Bewußtseins und bleibt stehen wie ein vergessener Regenschirm. Aktive Katalepsie im Wachen gelingt bei den meisten Kindern ohne Hypnose. Ich lege ihm den Arm auf den Kopf, halte ihn eine Weile fest und sage: „Jetzt kannst du deinen Arm nicht herunternehmen!" Allerdings währt diese Wachkatalepsie nicht lange. Die hypnotischen wirken eben nicht nur **stärker**, sondern auch **länger** als Wachsuggestionen. **Automatische Drehungen** sind im Wachen selten und dann nur bei schon Hypnotisierten erzielbar, wie ja jede vorhergehende Hypnose die Wachsuggestibilität nachhaltig steigert, vor allem unmittelbar nachher. In der Tat kann man eben aus somnambulem Schlafe Erwachten fast sämtliche Erscheinungen der Hypnose selbst suggerieren, außer etwa der Amnesie und ephypnotischen Befehlen. Daß aber selbst komplizierte Sinnestäuschungen im Wachen suggerierbar sind, haben Forel und Bernheim oft gezeigt. Auch mir glückten Sinnestäuschungen im Wachen, obwohl ich sonst solche Experimente möglichst vermeide, um die Wachsuggestibilität nicht unnötig auf Gebieten zu erhöhen, welche mit der Krankheit der Patienten nichts zu tun haben. Die Lebenswahrheit suggerierter Visionen wird im allgemeinen um so größer sein, je näher der Bewußtseinszustand der Person einer echten Hypnose kommt. Wesentlich leichter sind Haut- und Allgemeinempfindungen, Wärme oder Kälte an irgendeinem Teil des Körpers, Prickeln oder Lahmheitsgefühl im Wachen zu suggerieren, und der Umstand, daß selbst krankhafte Gefühle, vor allem Schmerzen, wachsuggestiv zu entfernen sind, wird in der sogenannten Psychotherapie häufig benutzt. Trotz enger Beziehung zwischen allgemeiner Suggestibilität und Hypnotisierbarkeit besteht doch kein durchgehender Parallelismus zwischen ihnen, vor allem

5*

Beeinflußbarkeit im Sinne vorhandener Krankheitsbeschwerden ist eine Eigenschaft verschieden von derjenigen, welche die Verwirklichung der beim Hypnotisieren erweckten Schlafillusionen voraussetzt.

Autosuggestionen.

Das Studium der Suggestion hat nun auch im abnormen Seelenleben Erscheinungen kennen gelehrt, deren Art und Auftreten so sehr den geschilderten entsprechen, daß man sie auf Suggestionen zurückführt, welche im Gehirn spontan entstehen, bzw. durch äußere Wahrnehmungen angeregt werden. Ich sage einem suggestiblen Menschen: „Sie gähnen!", und er gähnt, oder: „Sie werden übel!", oder: „Sie fühlen Jucken!" od. dgl.; aber in seinem Gehirn kann auch von selbst (spontan) die Idee auftauchen: „Jetzt muß ich gähnen!". In dem Falle wäre das Gähnen durch Auto= oder Selbstsuggestion bewirkt. Im Grunde genommen muß ja jede Fremdsuggestion zur Selbstsuggestion werden, wenn sie Wirkungen entfalten soll. Sie muß innig — ideoplastisch nach Durand — vom Gehirn aufgenommen, assimiliert werden. Die Autosuggestion erwächst nun ohne Einführung von außen. Auch sie kann als reine Vorstellung auftreten; z. B. kann die Vorstellung: „Jetzt werde ich müde!" oder: „Jetzt werde ich schwindlig!" jemanden beim Spazierengehen befallen und dementsprechend wirken. Sie bildet sich nicht auf gesunden Denkwegen, sondern gewissermaßen als Widersinn oder Übertragung oder als falsche Deutung körperlicher Wahrnehmungen. Wenn z. B. ein Nervöser auf der Straße ab und zu Herzklopfen fühlt und daraus die Befürchtung ableitet, einmal vom Herzschlag getroffen zu werden, wenn diese Befürchtung dann allmählich zu der Idee wächst, überhaupt keine Straße mehr entlang gehen zu können und diese Idee schließlich Zittern, Versagen der Beine und völliges Gehunvermögen bewirkt, so ist das eine Autosuggestion oder — wie sie in dem Falle genannt wird — Zwangsvorstellung. Auf solchen Zwangs= oder Autosuggestionen beruht nicht nur die eben beschriebene Platzangst, sondern eine ganze Reihe von nervösen Zuständen, für deren Erklärung der Begriff Autosuggestion fruchtbar geworden ist; nicht sowohl, weil man damit ein bequemes Wort zur Hand hat, sondern weil die durchstudierten Bedingungen der Fremdsuggestion auch bessere Beurteilungen derer erlauben, unter welchen jene Autosuggestionen auftreten. Denn wie Fremd=, so treiben auch Autosuggestionen ihr Wesen meist im Dunkel des Unterbewußtseins und haben mit wacher Vernunft losen oder falschen

Zusammenhang. Wessen Unterbewußtsein kein Nährboden für jene ist, kann ruhig Herzklopfen oder Schwäche in den Beinen fühlen; er wird ruhig, wenn auch mit nötiger Vorsicht seiner Wege gehen, wird aber nicht Sklave krankhafter Befürchtungen werden. Auch die Symptome der sogenannten Hysterie sind größtenteils als Folgen von Auto= suggestionen aufzufassen, und zwar solcher, für welche ebenso wie für somnambul gegebene Fremdsuggestionen Erinnerung fehlt. Wenn z. B. ein Dienstmädchen infolge eines Halskatarrhs stimmlos wird und die Tochter des Hauses wird es einige Tage später ohne Halsentzün= dung, so nennt man dies eine hysterische Stimmlosigkeit, weil sie durch die Autosuggestion: „Du wirst am Ende auch noch stimmlos!" entstanden zu denken ist. Der Nichtkenner spricht in solchen Fällen schlankweg von Einbildung, welche durch Energie bekämpft werden müsse. Wissen= schaftlich richtig aber ist es, Einbildung nur solche verkehrten Ideen zu nennen, welche klar bewußt sind, mehr seelische als körperliche Wirkungen haben und sich durch vernunftgemäßes Zureden überwinden lassen. Der Begriff Autosuggestion hingegen muß für solche seelischen Vorgänge reserviert bleiben, welche in Form von Suggestionen auf= treten, körperliche Wirkungen entwickeln und durch Über= redung oder „Zusammennehmen" nicht zu verdrängen sind. Dies mag schon zum Kapitel „Suggestion und Heilkunde" gerechnet werden.

Theorie der Hypnose und Suggestion.

Wie sind diese seltsamen Erscheinungen theoretisch zu erklären? Diese Frage hat seit Paracelsus und Mesmer jeden praktischen Magnetiseur bzw. Hypnotiseur theoretisch beschäftigt, jeden seiner Methode entsprechend. Daß jede Erklärung durch Magnetismus, Elektrizität oder sogenannte mystische Lebenskraft auf Holzwegen endet, wissen wir genau. Weder Magnetismus, wie Paracelsus und die Rosenkreuzer, noch elektrische Kräfte, wie Puyhségur und der Amerikaner Crimes annahmen, wirken bei hypnotischen Erscheinungen mit. Selbst die stärksten Elektromagnete haben, bei konstanter Einwirkung, keinen Einfluß auf nervöse Organe. Nur starke elektromagnetische Wechselströme rufen bei dichter Annäherung ein leises Flimmern im Auge hervor, eine beim sogenannten „tierischen Magnetismus" aber nicht in Frage kommende Erscheinung. Heutzutage sind die trüben Ideen alter Magnetiseure in den Begriff der Suggestion aufgelöst und fristen nur noch in halbverstandenen Schriften von Heil= magnetiseuren und Naturheilkundigen ein dürftiges Dasein. Freilich wähnten selbst Braid und Charcot noch Mitwirkung magnetischer Kräfte bei Entstehung suggerierter Lähmungen oder Muskelspannungen, sog. Transfert. Heute sind solche Ideen ebenso verlassen als etwa die Fernwirkung von Arzneimitteln oder Metallen im somnambulen Zustande durch verschlossene Gläser hindurch, wie Luys oder Burg lehrten, oder von Kristallen, wie sie u. a. Kerner von seiner „Seherin von Prevorst" berichtet. Die moderne Entdeckung okkulter Strahlungen, der Kathodenstrahlen durch Crookes, der X=Strahlen durch Röntgen, der Radiumstrahlung durch Curie, ferner die Hypothese elektrischer und magnetischer Kraftlinien hat natürlich die Hoffnungen aller Emanationsmystiker neu belebt, speziell die Hoffnung auf experimentelle Betätigung von Mesmers magnetischer, von Reichenbachs Od=Strahlung u. a. In der Tat wurden durch Harnack, Maack u. a. elektrische Einwirkungen von den Fingerspitzen auf empfindliche elektrische Meßinstrumente nachgewiesen. Aber diese Wirkungen sind so selten und vor allem so unmeßbar fein, daß sie hier nicht in Frage kommen. Die berühmten N=Strahlen Blondlots, welche von jedem energieentwickelnden Körper ausgehen sollten, haben sich bekanntlich als eine Art Sinnestäuschung erwiesen.

Sollten später durch verfeinerte Untersuchungsmethoden wirklich noch unbekannte Strahlen oder Ströme im Tierkörper nachgewiesen werden, so würden diese doch als Nahekräfte für unsere Theorie nicht in Frage kommen, weil man ja auch ohne Berührung, durch Zuruf, schriftlich oder durchs Telephon suggerieren kann.

Charcots Meinung, Hysterie gleich Hypnose, war ein Irrtum. Als wesentliche Unterschiede will ich nur hervorheben, daß die hypnotischen Erscheinungen auf vorübergehenden Fremdsuggestionen, die hysterischen Beschwerden dagegen auf meist dauernden Autosuggestionen beruhen, und daß Hypnotisierbarkeit auf gesteigerter Fremdsuggestibilität, hysterische Anlage dagegen auf gesteigerter Autosuggestibilität bei oft verminderter Fremdsuggestibilität beruht; woher es denn kommt, daß manche Hysterische schwerer als jeder Gesunde oder gar nicht zu hypnotisieren sind. Hysterie und Hypnose verhalten sich etwa wie Wärme und Elektrizität; trotz vielfacher Analogien und Beziehungen wird man sie doch nicht für identische Naturkräfte erklären.

Auch andere körperliche Einwirkungen, wie z. B. Braids Theorie von der Sinnesermüdung, welche Heidenhain physiologisch zu erklären suchte, sind für das Gelingen einer Hypnose ohne Bedeutung. Die natürlichste und naheliegendste Analogie ist dagegen die zwischen Schlaf

Schlafstadien

und Hypnose; ihre engen Beziehungen hat schon Liébault vor jetzt 50 Jahren mit klugem Blick erkannt. Wenn griechische Künstler die Hypnose ebenso gekannt hätten wie den Tod, so würden sie gewiß Schlaf und Hypnose in ähnlicher Weise als Geschwister dargestellt haben, wie Schlaf und Tod. Die wesentlichsten Gleichheits- und Unterscheidungsmerkmale beider habe ich auf folgender Tabelle zusammengestellt:

Schlaf:		1. Stadium	Hypnose: 1.
	Schläfrigkeit:		Somnolenz:
Fördernde Umstände	1. Äußere Ruhe; bequeme Lage oder Sitz.		1. gleich.
	2. Mangel von störenden Sinnesreizen.		2. gleich.
	3. Innere Ruhe; Affektlosigkeit		3. gleich.
	4. Ermüdung, oder Gewohnheit (Schlafvorstellung).		4. Suggeriertes Müdigkeitsgefühl.
Zeichen:	Denkträgheit.		Denkträgheit.
		2. Stadium	2.
			Hypotaxie:
Im Schlaf nicht deutlich, wegen zu schnellen Einschlafens.			
Nach halbem Erwachen mitunter „kataleptischer Halbschlaf".			Katalepsie.
			Denkhemmung.
		3. Stadium	3.
Traumschlaf:			Somnambulismus:
Amnesie.			Amnesie.
1. Bewegungstätigkeit (Motilität): Schlafwandeln. Schlafsprechen.			Automatismus. Sprechen mit Amnesie.
2. Sinnestätigkeit (Sensibilität): Träume.			Halluzinationen.
Merkmale der Träume:			
a) Sinnliche Lebhaftigkeit; Realität.			a) gleich.
b) Affektlosigkeit.			b) gleich.
c) Kritiklosigkeit.			c) gleich.
d) Urteils- und Erinnerungsfälschung nach dem Erwachen.			d) Ephypnotische Urteils- und Erinnerungsfälschungen nach dem Erwachen.
		4. Stadium	4.
Tiefer traumloser Schlaf.			Tiefschlaf ohne Rapport mit Spontan-Erwachen.

Nach meiner in meinem „Problem des Schlafs" (bei Bergmann, Wiesbaden) entwickelten und begründeten Auffassung ist der Schlaf keine einfache Ermüdungserscheinung, sondern ein **aktiver Hemmungsvorgang**, dessen Ziel die Ausschaltung der Großhirnfunktionen ist, damit die Regeneration des übrigen Körpers ungestört von nervösen Erregungen erfolgen kann. Diese aktive Schlaffunktion kann durch Ermüdung (Ermüdungsstoffe und Ermüdungsgefühle), durch chemische (Schlaf-) Mittel, kann aber unter günstigen Bedingungen auch durch Vorstellungen angeregt werden, wie der Gewohnheitsschlaf und der suggerierte zeigen.

Jeder sieht ohne weiteres, daß die Anfangs- und Endzustände des Einschlafens im natürlichen Schlaf denen in Hypnose äußerst ähnlich sind. Das Gefühl der Schläfrigkeit beherrscht die natürliche wie die hypnotische Somnolenz. Die oben beschriebenen **Bedingungen** müssen für beide eingehalten werden, wenn Schlaf oder Hypnose eintreten soll, außer bei ungewöhnlicher Schlafbedürftigkeit oder Hypnotisierbarkeit. Schlafsüchtige oder Übermüde können im ärgsten Straßenlärm, können im Stehen schlafen, wie müde Kellner, oder selbst beim Schneeschuhlaufen, wie Nansen von sich beschreibt. So sind auch sehr suggestible Menschen in jeder Stellung und bei jedem Lärm einzuschläfern. — Empfindliche Schläfer hingegen brauchen die vier genannten Bedingungen zu ungestörtem Einschlafen. Das Gefühl der Müdigkeit erwächst dem Hypnotisierten aus den erhaltenen Suggestionen, dem Schläfer entweder aus wirklicher Ermüdung oder aus Gewohnheit, d. h. der Vorstellung, daß die gewohnte Schlafzeit da sei, oder daß er sich am gewohnten Schlafort — Bett oder Lehnstuhl — befindet. Auch hier fördert die Schlafvorstellung das Einschlafen. Die Zustände der Schläfrigkeit lassen sich dann sehr leicht durch Autosuggestion zu wirklichem Schlaf vertiefen, genau wie es der Hypnotiseur — nur langsamer — vermag. Bekanntlich gibt und hat es Menschen gegeben (z. B. Lessing), welche zu jeder Tageszeit sich selbst einschläfern konnten.

Das tiefste Schlafstadium, der **traumlose Schlaf**, hat natürlich als bewußtloser Zustand kein Analogon zur Hypnose, weil deren wesentlichstes Merkmal die Erhaltung des Rapportverhältnisses ist. Beide aber können fließend ineinander übergehen und übergeführt werden. Die Hypnose kann sich spontan zu tiefem Schlaf evtl. mit Schnarchen vertiefen — aus dem dann spontanes Erwachen erfolgen kann — und der Tiefschlaf kann umgekehrt in Hypnose übergeführt werden. Man braucht dazu nur den Tiefschlaf etwas zu verflachen, z. B. durch leise Bewegung eines Armes, durch Zuführung schwacher Sinnesreize, um dann mit Schlafsuggestionen einzusetzen. „Sie schlafen weiter, hören aber meine Stimme" usw.

Die zwischen Schläfrigkeit und Traumschlaf liegenden, also dem kataleptischen Stadium der Hypnose entsprechenden Schlafstadien entgehen der Beobachtung bei Gesunden vollkommen, weil hier das Bewußtsein mit fast momentaner Schnelligkeit erlischt. Nur beim Erwachen gegen Morgen haben ich und andere jenes eigentümlich **gehemmte Erwachen** beobachtet, welches ich als kataleptischen Halbschlaf beschrieben habe. Man glaubt plötzlich zu erwachen, kann denken und sich bewegen, kann sich aber weder rühren noch die Augen öffnen, bis fortschreitendes Erwachen endlich erlaubt, uns mit einem Ruck aus jenem recht unbehaglichen Zustandsbann zu lösen. Dieser Zustand ist eine sehr interessante Parallelerscheinung zur hypnotischen Katalepsie, ein Hypnoid oder sprachlich richtiger Hypnosoid und wird bei Gesunden selten, dagegen bei Steigerung zu nervösen Schlafstörungen häufig beobachtet.

Dem dritten Stadium der Hypnose entsprechen im Schlafe die Traumzustände. Träumen ist partielle Hirntätigkeit oder Erwachen von optischen Erinnerungsbildern in phantastischer Ausschmückung und Umgestaltung. Weil unser Seelenleben beständig von Gesichtsbildern erfüllt ist, erwachsen diese, wenn ein leises Teilerwachen eintritt, auch zuerst infolge einer Erregung oder Reizung der um den sogenannten Hinterhauptpol gelegenen Sehfelder (Calcarinawindung mit nächster Umgebung). Je stärker und ausgebreiteter diese Erregung, um so mehr zieht sie das übrige Bewußtsein in ihre Kreise, bis schließlich die Traumbilder sich zu vollständigen Erlebnissen ausgestalten.

Analog kommt auch partielles Erwachen der **Bewegungszentren** vor, und deren Tätigkeit führt dann zu Bewegungs- oder motorischen Äußerungen bei sonst schlafendem Bewußtsein; wenn die beim Gehen beteiligten Rindenfelder „träumen", zu **Nacht-** oder **Schlafwandeln**; wenn die beim Sprechen beschäftigten, zu **Schlafsprechen**. Dies sind die Hauptarten der **motorischen (Bewegungs-)Träume**. Sie sind bekanntlich viel seltener als die gemeinen Träume, nur bei Kindern häufig und stets amnestisch, weil die rege werdenden Bewegungsantriebe nicht bewußt werden. — Dabei will ich eine Bemerkung über das sogenannte **Träumen der Tiere** machen. Allgemein führt man das

Piepen der Vögel, das Wiehern der Pferde, das Bellen oder Bläffen der Hunde im Schlaf auf Träume zurück. Als ob der Hund etwa träume, daß andre ihm Knochen wegnähmen, daß Knaben ihn necken, daß er Tiere jage oder ähnliches. Nach der Ähnlichkeit mit unsrem Schlafsprechen halte ich es aber für wahrscheinlicher, daß es einfache motorische Träume sind ohne Traumbewußtsein, ähnlich dem Schlafsprechen der Kinder; denn unsre optischen Traumerlebnisse führen im allgemeinen nicht zu motorischen Äußerungen; im Gegenteil, sehr häufig haben wir direkt das Gefühl des Gebunden=, des Gelähmtseins im Schlaf, und wenn wir im Traum handeln, so ist unser Bewußtsein selbst passiv dabei. Wir fühlen uns nicht handeln, sondern sehen nur zu, als wenn etwa ein andrer die Handlungen für uns beginge.

Unsre vulgären optischen Träume haben nun alle Merkmale, welche auch den suggerierten Halluzinationen während oder nach dem somnambulen Schlaf zukommen; sie sind farbig, lebhaft, sie gelten dem Traumbewußtsein für real oder wirklich, und sind im allgemeinen von keinem oder nur geringem Affekt begleitet; denn wir erleben seltsamste, abscheulichste Dinge im Schlaf, ohne uns im geringsten zu erschrecken, aufzuregen oder auch nur eine Spur von Verwunderung zu fühlen; weil wir uns zugleich im Zustand völligster Kritiklosigkeit befinden. Genau so kritik= und affektlos nimmt der Somnambule seine Halluzinationen an und für wirklich.

Aber noch mehr, Träume vermögen sogar ephypnotische Halluzinationen, Urteils= und Erinnerungsfälschungen zu veranlassen. Wer hätte nicht schon lebhaft geträumt und nach dem Erwachen noch das Traumgefühl gehabt?! Ich war als Student einmal auf meinem Stuhl eingeschlafen und träumte, jemand wollte mir die Kehle zudrücken; nach dem Erwachen fühlte ich noch den Druck von Fingern am Halse. Nicht selten träumt man bekanntlich, daß man fliegt. Solche Träume interessierten mich auch im Schlaf stets besonders lebhaft. Während des Fliegens glaubte ich mit Interesse studieren zu können, wie man durch Energie und Willensimpulse die Schwerkraft überwinden, sich degravitieren könne. Nach dem Erwachen waren dann meine Gedanken mitunter noch im Thema und mit wachen Sinnen hielt ich Schweben des Körpers für möglich; natürlich nur einige Sekunden lang; dann war diese ephypnotische Urteilstäuschung korrigiert.

Die mannigfachen Wirkungen eindrucksvoller Träume auf wache

Stimmungen und Entschlüsse schildert Byrons ergreifendes Gedicht: „Der Traum":

> Wir leben doppelt; Schlaf hat eigne Welt,
> Ein Grenzgehege zwischen falschen Namen,
> Sein und dem Nichtsein.
> Schlaf hat eigne Welt,
> Ein weites Reich voll wirrer Wirklichkeit;
> Und Träume, wenn verwirklicht, haben Leben
> Und Qual und Tränen und der Freude Rührung.
> Sie lasten schwer auf wachenden Gedanken;
> Sie machen leichter uns erwachte Sorgen;
> Sie spalten unser Dasein;
> Ja, sie werden ein Teil von unsrem Selbst und unsrer Zeit.

Aus jenem zwanglosen Parallelismus erhellt so recht, wie sehr diejenigen irren, welche in der Hypnose eine künstliche Hysterie erblicken wollen. Mit gleichem Recht könnte man den Schlaf als periodische Hysterie bezeichnen, denn auch zwischen ihnen bestehen einige Ähnlichkeiten. Näheres über Bedingungen und Ursachen des natürlichen Schlafs in meinem „Problem des Schlafs".

Hypnose ist also ein gesundem Schlaf sehr ähnlicher Zustand, ihm ungleich nur darin, daß er sich langsam, in langer Linie, entwickelt, und daß er durch Fremdsuggestion erzeugt und genährt wird. Wir müssen uns deshalb mit Wesen und Wirksamkeit der Suggestion selbst beschäftigen.

Im Anschluß an die Lehren der Nancy-Forscher bezeichnet Forel die Suggestion als „die Erzeugung einer dynamischen Veränderung im Nervensystem eines Menschen", oder von solchen Funktionen, welche vom Nervensystem abhängen, durch einen andern Menschen mittels Hervorrufen der Vorstellung, daß jene Veränderung stattfindet, oder bereits stattgefunden hat, oder stattfinden wird. Nach Wundt ist Suggestion Assoziation mit gleichzeitiger Einengung des Bewußtseins auf die durch die Assoziation angeregten Vorstellungen; nach Lipps die Hervorrufung einer „über das bloße Dasein einer Vorstellung hinausgehenden psychischen Wirkung".

Rein äußerlich betrachtet, ist — nach meiner Definition — jede Wortsuggestion ein Urteil, und zwar eine mehr oder weniger paradoxe Versicherung oder Ankündigung, gegeben in der Absicht, einen ihr entsprechenden geistigen oder körperlichen Vorgang möglichst unmittelbar herbeizuführen oder zu begünstigen. Das ist eine die Hauptzwecke und Eigenschaften einschließende Definition, welche den Gegensatz zwischen Suggestion und Überredung (Persuasion) betont. Damit aber die Suggestion angenommen werde, muß Suggestibilität vorhanden sein. Diese setzt sich aber aus einer passiven und aktiven zusammen, ähnlich wie man nach Wundt die ihr verwandte Aufmerksamkeit als passive und aktive unterscheidet. Passive Suggestibilität ist ein für Annahme einer Suggestion geeigneter Seelenzustand, am besten als Suggestionsbereitschaft zu bezeichnen; aktive Suggestibilität aber ist die Fähigkeit des Gehirns, die empfangene Suggestion sich zu eigen zu machen, zu assimilieren. Damit z. B. die Suggestion: „Eine Mücke sitzt auf Ihrer Nase, sie sticht!" wirksam wird, ist zunächst nötig, daß erstens die betreffende Person darauf aufmerke; sie darf nicht in andrer Weise abgelenkt, nicht körperlich oder geistig anderweit beschäftigt sein. Sie muß in einer gewissen Ruhe, vor allem nicht durch Affekte erregt sein. Zweitens darf die Suggestion keinen Widerspruch finden; wenn sich z. B. gleich das Gegenargument regt: „Hier im Zimmer sind keine Mücken; Mücken setzen sich niemals auf die Nase!" oder wenn die Person sofort den Entschluß faßt, sich durch Hingreifen selbst zu überzeugen, so kann die Suggestion sich nicht realisieren. Zu solchen hindernden Gegenvorstellungen gehören vor allem auch Gegenautosuggestionen. Wer z. B. die Vorstellung hat: „Ich bin zu aufgeregt, um einzuschlafen", oder: „Ich kann am Tage nicht schlafen", der wird nicht oder schwerer einzuschläfern sein. Kurz, Affektlosigkeit und Kritiklosigkeit sind die Grundmerkmale der passiven Suggestibilität. Der Ausdruck „affektlos" bezieht sich dabei auf den unmittelbar vorangehenden Bewußtseinszustand. Wird durch eine Suggestion hingegen nebenbei ein gleichsinniger Affekt, im genannten Falle z. B. Angst vorm Mückenstich, angeregt, so steigert er sogar den Suggestionseffekt. Eine Suggestion muß also affektlos (O. Vogt) und widerspruchslos angenommen werden. Daraus folgt weiter, daß kritikschwache Menschen, Kinder, geistig oder sozial Untergeordnete u. a., und daß Menschen in kritikschwachen Bewußtseinslagen, als da sind: Träumerei, natürliche Schläfrigkeit, Gleichgültigkeit, besonders suggestionsempfänglich sind. Da Kritik an empfangenen Suggestionen Sache der sogenannten Ideenassoziation ist, so kann man solche suggestionsgünstige Bewußtseinslagen auch als schwach assoziierte bezeichnen. Aber trotz Affektlosigkeit und schwach assoziiertem Bewußt-

Hemmende Wirkungen

sein schlagen bei manchen Menschen Suggestionen nicht an; wenn nämlich die aktive Suggestibilität fehlt, d. i. die Fähigkeit des Gehirns, empfangene Suggestionen sich anzueignen, zu assimilieren; ebenso eine eingegebene Nahrung, wenn auch vom Magen ohne Widerstreben aufgenommen, doch dem Körper nichts nützt, wenn sie nicht verdaut und assimiliert wird. Wie selbst günstige Schlafbedingungen nicht zum Schlaf führen, wenn das Gehirn nicht das Vermögen hat, die Funktion des Einschlafens in Gang zu setzen, so muß eine Suggestion vom Gehirn nicht nur passiv angenommen, sondern sie muß auch weitergeleitet, muß mit andern Bewußtseinsvorgängen verknüpft werden: Durands und Forels ideoplastisches Vermögen. Das wesentlichste Moment dieser Fähigkeit ist das, was ich Suggestionserwartung nennen will: ein innerer Spannungszustand, durchaus ähnlich demjenigen, mit welchem der Jäger das Wild, der Freund einen Besuch, der beobachtende Gelehrte eine gewisse Erscheinung erwartet. Beim Kranken ist es sein Vertrauen zum Arzt, seine Hoffnung auf Heilung. Eine Person, welche schon mit dem Wunsch zu schlafen kommt und welche vom Beispiel anderer oder der Persönlichkeit des Hypnotisierenden schon den Eindruck des Erfolges gewinnt, wird leicht und schnell empfangene Suggestionen realisieren.

Gebe ich nun solcher Person die Suggestion: „Die Augen werden schwer, Sie fühlen es!" so tritt diese in das nur schwach assoziierte, schon mit der Schlafvorstellung beschäftigte Bewußtsein ein, wird das Ziel innerer Aufmerksamkeit und weckt das durch Assoziation verbundene Erinnerungsbild der Gliederschwere. Da nun die Energie des Gehirns nicht in andrer Richtung abgelenkt ist, so läßt sie sich einseitig richten und fließt in die Bahn der Empfindung „schwer" ab, d. h. die Empfindung „schwer" wird tatsächlich gefühlt. Auf diese Weise können durch beständige einseitige Fesselung der inneren Aufmerksamkeit die gewollten Empfindungen geweckt werden. Je mehr Schläfrigkeitsempfindungen aber geweckt werden, um so stärker wird die Illusion einschlafen und mit ihr die das Einschlafen begleitenden körperlichen Vorgänge (Nachlassen der Atmung, Erweiterung der Blutgefäße, Sinken des Blutdrucks u. a.).

Die so gebildete Schlafvorstellung wirkt aber nicht nur erregend — oder bahnend, wie man sagt — auf die Schlafempfindungen, sondern auch hemmend auf alle übrigen seelischen Vorgänge. Wenn ich aufmerksam einer Musik zuhöre, so sind Empfindungen und Gedanken einseitig gebunden und damit zugleich alle nicht dazu gehörenden am Bewußtwerden verhindert oder gehemmt; oder wenn ich über ein Thema intensiv nachdenke, so höre und denke ich nichts andres. So hemmt auch der Komplex der Schlafvorstellung das Bewußtwerden andrer seelischer Vorgänge mehr und mehr, wodurch eine immer größere Einengung des Bewußtseins auf die einzige Vorstellungsgruppe des Schlafes entsteht (Braids „Monoideismus"). Diese Denkhemmung erklärt auch die Katalepsie; weil die Lage des erhobenen Armes nicht mehr völlig zum Bewußtsein kommt, da sie schon außerhalb des Bewußtseins steht, so wird seine Haltung automatisch fixiert. Die Gliedstellung wird angenommen, wie die Suggestion angenommen wird, sagt Liébault. Auch manche Geisteskranke und Geistesschwache zeigen das Symptom der Katalepsie infolge der allgemeinen Hemmung ihres Denkens. Herunter nimmt der Hypnotisierte den Arm nicht, weil er keines Entschlusses, keiner Uminnervation, mehr fähig ist. Aus demselben Grunde ändert er eine einmal angefangene Bewegung nicht (automatische Drehungen).

Hemmungsvorgänge auf Empfindungsgebieten sind nun alle Aufhebungen von Empfindungen, von Berührung, Schmerz, Licht- oder Tonempfindung. Der Nervenreiz durch einen Nadelstich gelangt in der Hypnose auf demselben Wege und mit derselben Stärke wie im Wachen zum Gehirn, aber er wird hier durch die gegebene Vorstellung: „Ich fühle nichts!" am Bewußtwerden verhindert. Je höher entwickelt, d. h. je assoziierter nun die Empfindungen sind, um so schwerer ist ihr Bewußtwerden zu hemmen; deshalb ist Hautunempfindlichkeit leichter als Blindheit oder Taubheit zu suggerieren.

Der Empfindungslosigkeit entspricht geistig die Amnesie. Die von dem hypnotisierten, d. h. eingeengten Bewußtsein aufgenommene Suggestion: „Ich weiß dies oder jenes nicht!" genügt, um das Bewußtwerden einer Erinnerung zu hemmen. Das Bewußtwerden von Empfindungen und Erinnerungen geht ja — auch im wachen Gehirn — keineswegs mit physikalischer Präzision vor sich, sondern richtet sich, etwa wie die elektrische Stromgröße, nach Verhältnis von Leitung und Widerstand. Je mehr Widerstände in den Denkbahnen, um so schwerer kommt eine Vorstellung zum Bewußtsein. Die Gehirnleitung — ich spreche absichtlich in Gleichnissen — ist im hypnotisierten Gehirn sowieso herabgesetzt. Kommen nun noch stärkere Widerstände in Form von Suggestionen hinzu, so bleibt die betreffende

Erinnerung unterbewußt. Die höchste Hemmungsleistung in diesem Sinne ist das momentane Einschlafen bei offnen Augen; die Macht der Schlafvorstellung bewirkt hier in einem schwach assoziiertem Gehirn mit herabgesetzter Leitungsfähigkeit eine Hemmung sämtlicher bewußten Vorgänge, und doch hört ein so Schlafender noch prompt auf die Stimme des Hypnotiseurs und erwacht bei leisem Kommando, während er durch keinen neutralen Sinnesreiz erweckbar ist. Also derselbe Widerspruch wie im Verhalten eines suggeriert Tauben, welcher doch die ihn weckende Suggestion hört, oder in dem des Hypnotisierten, welcher den im Wege stehenden Tisch nicht sieht und doch um ihn herumgeht. Diese Inkonsequenz, welcher sich die Person nicht bewußt ist, ist nur durch Wechselwirkung zweier nebeneinander bestehender Bewußtseinszustände zu erklären. Etwa wie ich die Mitwirkung eines andern annehmen muß, wenn eine von mir instruierte Person ganz anders handelt, als ich anordnete. Man hat dafür den Begriff „doppeltes Bewußtsein" geprägt, welcher zuerst von H. Taine zur Erklärung der hypnotischen Erscheinungen gebraucht und dann besonders von Dessoir und Janet weiter ausgebildet wurde. Weil das aber klingt, als ob manche Menschen zwei separierte Seelen beherbergten, ziehe ich den Ausdruck Spaltung, Teilung des Bewußtseins oder Dissoziation vor. Noch besser würde Wernickes Ausdruck Sejunktion sein, um das Wort Dissoziation für eigentliche Zerfallsvorgänge zu reservieren. Neigung zu solcher Bewußtseinteilung haben auch im gewöhnlichen Wachsein viele phantastisch, träumerisch veranlagte Menschen. Ja, jeder von uns kann ab und zu getrennte Regungen im sogenannten Ober- und Unterbewußtsein wahrnehmen. Wie im Meere Oberflächen- und Tiefenströmungen laufen, so auch in unserer Seele. Wir lesen z. B. ein Buch, und plötzlich taucht die Erinnerung an einen Traum auf, oder wir besehen ein Bild, und plötzlich befällt uns ein Schreck, denn wir erinnern uns einer vergessenen Pflicht; oder es beherrscht uns eine unerklärliche Mißstimmung, und endlich fällt uns ein, daß sie einem vergessen gewesenen Traume entsprang. Alles Unterströmungen des Bewußtseins, welche, entweder von selbst oder durch Assoziation angeregt, in die helleren Oberströmungen eintreten. Das sind natürlich nur Gleichnisse; denn es kann im Bewußtsein keine räumlichen Ausdehnungen geben und deshalb auch keine Ober- und Unterströmungen, sondern alles seelische Geschehen rangiert in zeitlicher Folge, und zwar so, daß jeweilig nur eine einzige klarst bewußte

Vorstellungs- oder Wahrnehmungsgruppe in ihm vorhanden ist. Alle übrigen gleichzeitigen Bewußtseinsvorgänge sind ihr gegenüber minderbewußt in abnehmendem Grade. Im hypnotischen Zustande eingeengten Bewußtseins verblassen die klar bewußten Vorgänge zugunsten minderbewußter, welche nun relative Selbständigkeit gewinnen und mit allen anderen minderbewußten Vorgängen sich enger als mit bewußten assoziieren. Minderbewußt sind aber auch meist die psychischen Korrelate (Parallelvorgänge) der körperlich reflektorischen und sogenannten automatischen Vorgänge: Nahrungsaufnahme, Drüsenabscheidungen, Entleerungen, Blutgefäßbewegung u. a. Daher die Beeinflußbarkeit dieser Vorgänge durch die hypnotische Suggestion. Da im Schlaf der Zusammenhang von Minderbewußtsein und Wachbewußtsein sich löst, so fehlt im Wachen die Erinnerung an die Schlafvorgänge. Daher sind im Schlaf Handlungen möglich ohne Erinnerung. Ein Freund von mir wurde Nachts ans Telefon gerufen; er stand auf, gab sinnvolle Anordnungen, schlief wieder ein und hatte am Morgen keine Erinnerung daran. Gebe ich nun die Suggestion: „Sie sehen nach dem Erwachen den Tisch vor Ihnen nicht!" so hemmt diese Suggestion das Bewußtwerden der Wahrnehmung des Tisches; sobald der Kranke aber durch das Zimmer geht, so wirkt der der Wahrnehmung entsprechende unterbewußte Vorgang doch automatisch, vielleicht durch die Großhirnganglien, mit den übrigen Gesichtswahrnehmungen auf die Bestimmung des Ganges ein und der Hypnotisierte geht um den Tisch herum. Jeder Gesichtsreiz kann eben eine mehrfache Rolle spielen im Gehirn; einmal eine mehr kontemplative, als rein bewußter Vorgang, zweitens aber eine regulative Rolle, indem er mit Bewegungsvorgängen im Gehirn — z. B. beim Gehen oder Handeln — in (subkortikale) Beziehung tritt.

Ein ähnlich zwiespältiges Verhalten zeigt auch der durch Suggestion Taube; der Hypnotisierte hört tatsächlich ebenso wie im Wachen, aber es bleibt minderbewußt. Zu diesen minderbewußten Vorstellungen gelangt auch die Suggestion: „Jetzt hören Sie wieder!" und hebt die das bewußte Hören hemmende Suggestion wieder auf.

Überhaupt darf man nicht vergessen, daß der Hypnotisierte in Zuständen, aus denen er keine Erinnerung hat, keineswegs bewußtlos ist. Er ist nicht unbewußt, sondern nur minderbewußt; das folgt daraus, daß wir das Minderbewußtsein durch Anregung oder Suggestion zu jedem beliebigen Grade der Klarheit steigern können, daß suggerierte Amnesien nach dem Erwachen sich gewöhnlich nach Tagen oder Stunden von selbst verlieren und daß auch z. B. suggeriertes Unbewußtwerden von Empfindungen kein absolutes ist. Der in Hypnose Schmerzunempfindliche hat immer noch leise Empfindungen, der durch Suggestion Blinde ist längst nicht so blind als etwa ein Kranker, dem die Sehnerven abgestorben sind oder welchem die Faserleitung zum Sehzentrum des Gehirns durch eine Gehirnblutung zerstört wurde.

In der geschilderten Weise ist nun auch der Entlarvungsversuch mit roten und grünen Buchstaben zu deuten. Die Suggestion lautet: „Das linke Auge sieht nichts!" Die Suggestion wird verwirklicht, aber wörtlich; der Hypnotisierte sieht nichts, wenn er das rechte Auge zuhält, aber sein Gehirn zieht aus dieser Suggestion keine Konsequenzen. Mit dem andern Auge zusammen, binokular, sieht das blinde Auge. Im Stereoskop sieht der Hypnotisierte deshalb die Bilder plastisch wie ein normal Sehender und im Zweifarbenleseversuch liest er alle Buchstaben. Das hypnotisierte Bewußtsein benimmt sich wie Till Eulenspiegel, es nimmt alles rein wörtlich und zieht gar keine Schlüsse daraus, wie es der wache Verstand doch tun würde. Dies Konsequenzziehen wäre aber eine Sache normaler Ideenassoziation, welche im hypnotischen Zustande fehlt. Das Gehirn ist schwach assoziiert oder ganz unassoziiert, d. h. dissoziiert. Dies isolierte Wirken von Suggestionen im somnambulen Zustande illustriert auch sehr schön folgende Beobachtung. Ich sage einer Somnambulen: „Die hier sitzende Dame siehst du nach dem Erwachen nicht mehr!" Sie macht die Augen auf, ich frage: „Wo ist die Dame hin, die dort gesessen hat?" — „Sie ist weg!" — „Siehst du sie nicht mehr?" Sie blickt herum und blickt an ihr vorbei. Ich sage: „Geh hin, sieh nach, ob sie noch dort sitzt!" Sie geht hin und fühlt an die Stelle. Ich frage: „Fühlst du etwas?" — „Ich fühle Zeug, Stoff!" — „Wie kommt das Zeug dahin?" — „Ich weiß es nicht!" Ich wecke sie jetzt auf und sie ist erstaunt, das Kleid der Dame gefühlt, sie selbst aber nicht gesehen zu haben. Die Suggestion war wörtlich angenommen worden; sie sah die Dame nicht, konnte sie aber fühlen. Nur wenn ich es suggeriert hätte, hätte sie sie auch nicht gefühlt. Das wache Bewußtsein würde in dem Falle — infolge vor sich gehender Assoziationen — folgern: „Wenn ich die Dame nicht mehr sitzen sehe, so werde ich sie auch nicht mehr fühlen können!" Diese Gedankenverbindung fehlt im dissoziierten hypnotischen Zustande.

Je tiefer die Hypnose wird, um so mehr verliert die Außenwelt ihren Einfluß, um so ausschließlicher wird das Unterbewußtsein durch die Suggestionen des Hypnotiseurs beherrscht, und um so mehr lockert sich der Zusammenhang zwischen ihm und den bewußt werdenden Sinneswahrnehmungen, dem Objekt- oder Außenweltbewußtsein (Allopsyche nach Wernicke).

Wie realisiert sich nun eine „Suggestion à échéance", wie z. B.: „Heute in acht Tagen, mittags 12 Uhr, sehen Sie Ihren Freund ins Zimmer kommen und Sie umarmen ihn!"? Die Suggestion bleibt im Unterbewußtsein, während die Oberströmungen des Wachbewußtseins inzwischen darüber hingehen. Sobald nun die Wahrnehmung des befohlenen Zeitpunktes eintritt, so weckt diese im Unterbewußtsein das Erinnerungsbild der erhaltenen Suggestion, diese wiederum erregt das Erinnerungsbild des Freundes zum Bewußtwerden und danach die entsprechende Handlung. Oft tritt während der Dauer der Realisierung dieser Suggestion wiederum Hemmung des Wachbewußtseins durch die wieder erwachende Schlafvorstellung ein, d. h. der Hypnotisierte schläft während der Realisierung dieser Suggestion oder hat nur traumhafte Erinnerungen daran.

Von der Gedächtnistreue oder Gedächtnisfestigkeit hängt nun die Länge der Zeit ab, in welcher noch Terminsuggestionen verwirklicht werden können. Die Gedächtnistreue minderbewußter Vorstellungen entspricht dem, was ich Suggestionsfestigkeit genannt habe, denn Suggestibilität und Suggestionsfestigkeit sind verschiedene Dinge. Es gibt Menschen, denen sehr leicht alles zu suggerieren ist, welche aber schnell wieder vergessen, und umgekehrt solche, welche Suggestion schwer annehmen, aber dann zäh festhalten.

Die hier gegebene Erklärung einiger Suggestionswirkungen führt absichtlich nicht in wissenschaftliche Tiefen hinein, damit sie allgemeinverständlich bleibt. Im einzelnen bedarf die Theorie der Hypnose und Suggestion noch sehr experimenteller Förderung. — Ein Schema möge eine kurze Übersicht unserer Theorien geben.

Theorieschema der hypnotischen Wirkung.
I. Bedingungen der Suggestion:

1. Äußere Bedingungen: Ruhe usw.
2. Innere Bedingungen:
    a) Passive Suggestibilität: Affektlosigkeit, schwach assoziiertes Bewußtsein;
    b) aktive Suggestibilität: Ideoplastisches Vermögen, Suggestionserwartung, Autoritätsvorstellung.

II. Wirkungen der Suggestion:
1. Bindung der inneren Aufmerksamkeit durch die Suggestion.
2. Erregende und hemmende Wirkungen der Schlafvorstellung:
   a) Erweckung latenter Erinnerungsbilder zu wirklichen Empfindungen;
   b) Hemmung des Wachbewußtseins, Denkhemmung, und infolgedessen Katalepsie.
3. Assoziation der Suggestionen mit minderbewußten Vorgängen.
4. Dissoziation des Wachbewußtseins; Bewußtseinsspaltung, wodurch ephypnotische Handlungen möglich; Halluzinationen.

Bedeutung der Suggestion in verschiedenen Gebieten.

Nachdem uns im vorhergehenden so eingehend, als es im Plan dieses Buches liegt, Geschichte, Methode, Symptome und Theorie des Hypnotismus beschäftigt haben, sollen die folgenden Kapitel den Befähigungsnachweis unserer Lehre erbringen, sollen ihre Brauchbarkeit in verschiedensten Lebensgebieten erweisen und wenigstens aphoristische Anregungen bieten für die vielfache und fruchtbare Anwendung, deren die Suggestionslehre fähig ist.

Suggestion und Psychologie.

Von den vielen Wissensfeldern, welche die fortschreitende Erkenntnis der Suggestionserscheinungen befruchtet hat, müßte die Psychologie zu denjenigen gehören, welche den reichsten Segen davontragen; denn jede Hypnose ist im Grunde ein psychologisches Experiment, ein Eingriff in das Seelenleben mit bestimmter Absicht und Methode; und zwar ein Eingriff, der uns die merkwürdigsten, den landläufigen psychologischen Erfahrungen direkt widersprechenden Tatsachen offenbart; z. B. die Möglichkeit, beliebige Komplexe des Bewußtseins durch den Druckhebel einer kräftigen Suggestion auszuschalten, durch ein Wort den Schlaf herbeizuführen, der doch sonst für eine Folge von Ermüdung gilt, die höchst wunderbaren Hemmungen und Steigerungen der Sinnesempfindung, die Hemmung beliebiger, selbst geläufiger Erinnerungen, endlich die Bestimmbarkeit zu widersprechendsten Handlungen. Man sollte meinen, daß solche und ähnliche Experimente hypnotisierender Ärzte schon längst ausgiebigste Bearbeitung in psychologischen Laboratorien gefunden hätten. Aber keineswegs. Kein Geringerer als Wilhelm Wundt, der verstorbene Altmeister deutscher Experimentalpsychologie, hält noch vor Jahren jetzt den Hypnotismus zur Bereicherung psychologischer Wissenschaft für entbehrlich. Und doch hat O. Vogt schon vor fast zwanzig Jahren die wissenschaftliche psychologische Brauchbarkeit des hypnotischen Experiments überzeugend dargetan. Leider sind ihm bis jetzt wenige gefolgt, weil es zu wenige gibt, welche praktische Gewandtheit als Hypnotiseur mit psychologisch experimenteller Schulung verbinden. Viele ältere Versuche liegen vor, sind aber wegen unkritischer Methodik nicht brauchbar; z. B. harrten die älteren Angaben über Steigerung der Sinnesschärfe im somnambulen Schlaf (Puyſegur, Braid, Charcot u. a.) der experimentellen Nachprüfung. In der Tat konnte ich in dem von Vogt partielles systematisches Wachsein genannten Konzentrationszustande Steigerung der Sinnesschärfe für sämtliche Sinnesgebiete meßbar nachweisen, und zwar ließ sich bei mehreren nicht hysterischen Personen die Druck- und Wärmeempfindlichkeit der Haut um etwa das Zwei- bis Dreifache und die Empfindlichkeit gegenüber Lichtreizen sogar um das Hunderfache steigern und darüber. Zwei Versuchspersonen merkten hinter geschlossenen Lidern und einem dichten schwarzen Tuch das geräuschlose Aufleuchten eines Lichtes im Wachen nur dicht vorm Auge, in Hypnose dagegen hinter einem achtfach gefalteten Tuch noch in $1\frac{1}{2}$ m Entfernung. Also eine enorme und höchst überraschende Steigerung der Empfindlichkeit. Die allgemeine Psychologie rechnete bisher bekanntlich mit ziemlicher Konstanz der sogenannten Sinnesschwellen und mit Herabsetzung in Schlafzuständen. In der Tat mußte ich diese Empfindlichkeitssteigerung suggerieren. Wenn ich nur Müdigkeit und Schlafvertiefung suggeriere, so nehmen — wie ich ebenfalls ziffernmäßig gezeigt habe — alle psychischen Leistungen gradatim ab. Überhaupt ist das Studium der verschiedenen Etappen des Bewußtseinszerfalls beim Einschlafen nur im suggerierten Schlaf möglich, weil man es nur hier in der Hand hat, die Bedingungen zu variieren. Ich habe z. B. in meinem „Problem des Schlafs" gezeigt, daß die Ausschaltung der Sinnesempfindungen beim Einschlafen nicht summarisch, sondern nacheinander erfolgt, indem zuerst die niederen Sinne (Druck-, Wärmeempfindung, Geruch) und später die höheren Sinne (Gehör und Gesicht) schwinden. Dabei bleiben gefühlsbetonte Sinneseindrücke länger bewußt als neutrale. Aber die Art des Einschlafens ist bei verschiedenen Menschen verschieden. Es gibt Menschen, die dabei einer allgemeinen oder diffusen Schlafhemmung verfallen, während andere mehr dissoziiert einschlafen unter Hemmung einzelner seelischer Vermögen, indes andere sogar lebhafter auftreten. Zu letzteren gehören die Personen, welche schon während des Einschlafens träumen, oder welche (falls pathologisch) zur Hysterie disponiert sind. In diesem Stadium lassen sich besonders die Träume studieren. Die Psychologie der Träume ist ja experimentell noch nicht befriedigend bearbeitet. Die Anwendung des hypnotischen Experimentes auf ihre Probleme aber gibt überraschende Ausschläge, wenn man suggestiv einen der natürlichen Traumdisposition ähnlichen Zustand herstellt. Ich konnte in diesem z. B. die alte Streitfrage, ob die Traumvisionen tatsächlich oder nur scheinbar so schnell ablaufen, in ersterem Sinne beantworten; denn im suggerierten Konzentrationszustand bilden sich optische Erinnerungsbilder, wie sie einfachen Träumen entsprechen, tatsächlich vier- bis sechsmal so schnell als im Wachen. Die hier nachweisbare Steigerung der Anregbarkeit von Erinnerungsbildern zeigt sich auch in der Verschiedenheit von Assoziationsfolgen. Während im Wachen ein zugerufenes Reizwort meist ein anderes Wort hervorruft, welches mit ihm durch begriffliche Beziehungen, durch Ähnlichkeit oder Raum- und zeitliche Beziehung verbunden ist, folgt, wie schon O. Vogt betonte, in der Hypnose nur die entsprechende sinnliche Vorstellung. Das Denken geschieht gewissermaßen kindlicher oder primitiver. Während z. B. im Wachen auf „Rose" — „Blume" oder „Garten" assoziiert wird, folgt in der Hypnose nur das optische Erinnerungsbild einer Rose.

Da ferner in tieferer Hypnose fast beliebige Bewußtseinskomplexe durch entsprechende Hemmungssuggestionen ausschaltbar sind, lassen sich viele Vorgänge studieren, deren Isolierung im Wachen unmöglich ist; z. B. der gegenseitige Einfluß der reinen Vorstellung, der Gefühle, der Willensvorgänge usw. Der Einfluß der Gefühlsvorgänge auf die Bildung von Urteilen aber ist eins der wichtigsten und allgemeinsten Lebensprobleme. Selbstverständlich ist der Reichtum ähnlicher Probleme viel zu groß, um hier auch nur angedeutet werden zu können.

Besondere Schwierigkeiten macht die Erforschung der unbewußten bzw. minderbewußten Hirnvorgänge. Auch die Wirkungen einer Suggestion selbst verlaufen unbewußt, erst ihr Effekt tritt ins Bewußtsein. Daß dazwischen komplizierte Vorgänge liegen, lehrt die Latenzzeit, d. h. die Zeit, die eine Suggestion zu ihrer Realisierung gebraucht. Während sensorische Suggestionen, z. B. eines Wärmegefühls oder einer Vision, sich nach $1/2$ bis 1 Sekunde, realisiert sich die Suggestion des

Augenschlusses, also die Zusammenziehung des Augenringmuskels, erst nach fast 2 Sekunden. Wie das geschieht, bleibt unbewußt; der Hypnotisierte bemerkt nur den Erfolg.

Alle diese und viele andere Probleme harren noch der Bearbeitung. Es wäre dringend zu wünschen, daß sich häufiger Geschicklichkeit in suggestiver Praxis mit experimentell psychologischer Schulung verbände, um die Schätze aus den hier brachliegenden Goldfeldern zu heben. Auch die akademische Psychologie würde sich von ihrem Reichtum überzeugen.

Suggestion und Geistesstörung.

Vor Jahrzehnten gab es Gelehrte, und noch heute gibt es vereinzelte, welche, noch mehr Pariser als Charcot, die Hypnose für eine künstliche Geistesstörung halten. Freilich — wenn man jeden Traum, jede Ekstase, jede ungewöhnliche Leidenschaft, kurz alle vom gleichmäßig erhellten Tageswachsein stärker abweichenden seelischen Zustände, als Geistesstörungen zu bezeichnen sich kapriziert, dann darf man allerdings getrost auch den Somnambulismus eine Geistesstörung nennen. Wenn man aber, wissenschaftlichem Sprachgebrauch folgend, den Namen Geisteskrankheit (Psychose) nur für solche Störungen des Seelenlebens reserviert, welche die gesamte Persönlichkeit langdauernd so verändern, daß Fühlen und Denken und Handlungen in ihren wesentlichen Beziehungen zur Außenwelt gestört sind, dann ist Hypnose nichts weniger als Geistesstörung. Gott sei Dank stehen die weitaus meisten deutschen Psychiater auf diesem rationellen Standpunkt, sicher alle, welche den Hypnotismus aus eigener Erfahrung kennen.

Ebensowenig als es glückt, einen rechtschaffenen Menschen durch Suggestion zum raffinierten Verbrecher zu machen, gelingt es, reelle Geistesstörungen durch Suggestion hervorzurufen. Wenn sich Verwirrtheits- oder sogenannte Dämmerzustände an die Hypnose anschlossen, waren sie, falls durch fehlerhaftes Verfahren hervorgerufen, vorübergehender Art, oder sie hatten krankhafte Anlage zur Bedingung. Hingegen finden sich recht viele Analogien und Beziehungen zwischen beiden Gebieten, mit Äußerlichkeiten beginnend und tief in das Seelenleben hinein führend; z. B. ist ein wichtiges Kennzeichen bestimmter Geistesstörungen die Katalepsie. Sie entsteht ebenfalls nur bei gebundenem oder gehemmtem Seelenleben, nur daß die Hemmung hier nicht vorübergehend durch Suggestion, sondern langdauernd durch eine

Gehirnerkrankung verursacht wird. Auch diese Katalepsie pflegt mit Herabsetzung der Hautempfindlichkeit verbunden zu sein. Man kann solchem Kranken beliebige Stellungen geben; hinwegsuggerieren läßt sich aber diese Katalepsie nicht. Andauernde Katalepsie ist übrigens ein für den Verlauf der Krankheit ungünstiges Vorzeichen. Von noch üblerer Bedeutung sind automatische, hier stereotyp genannte Bewegungen, weil sie anhaltend nur auf dem Boden von angeborenem oder erworbenem Schwachsinn entstehen. Ebenso ist das Nachäffen oder die Echopraxie (Echohandlung), welche wir als Erscheinung der Faszination kennen lernten, bei Geisteskranken ein Zeichen übelster Bedeutung.

Häufigstes und frühestes Zeichen vieler Geistesstörungen sind Halluzinationen oder Illusionen des Gesichts, Geruchs, Geschmacks, Gehörs und der Hautempfindung. Sie haben mit suggestiv erzeugten die subjektive Realität gemein, welche meist so groß ist, daß Kranke ihren Sinnestäuschungen mehr glauben als realen Wahrnehmungen. So halten Hypnotisierte mitunter suggerierte Blumen für wirklicher als natürliche (vgl. S. 102). Nur zu Beginn und am Ende der Krankheit pflegt der noch gesunde Bewußtseinskomplex eine gewisse Einsicht in die Täuschung zu haben und die Halluzination für Hirntrug zu halten. Schwerer Erkrankten hingegen sind ihre Sinnestäuschungen absolut real und für ihr Handeln oft maßgebender als die Wirklichkeit. Ein Geisteskranker ißt nicht, weil er im Essen Gift schmeckt, er gerät in Todesangst, weil er Leichengeruch wahrnimmt, er gerät in Wut, weil er seinen Feind vor sich sieht usw.; und alles das hat für ihn mindestens dieselbe Wirklichkeit, dieselbe Undiskutierbarkeit als das reale Milieu.

Halluzinatorische Erlebnisse, wie sie Bernheim und Forel geschildert haben, vollständige Traumerlebnisse, kommen bei Hysterischen und Epileptischen als sogenannte Dämmerzustände vor, für welche ebenfalls gar keine oder trübe, traumhafte Erinnerung besteht. Die Rolle von Suggestionen pflegen bei Geistesstörungen die Wahnidee oder Wahnvorstellungen zu spielen, welche, gleich jenen, imstande sind, Erinnerungen und Urteile des Kranken vollständig in ihrem Sinne umzuändern, zu fälschen; Autosuggestionen, aber unkorrigierbar und die gesamte Persönlichkeit völlig verändernd.

Von diesen ausgesprochenen Geistesstörungen führen Übergänge zu jenen überspannten, etwas schwachsinnigen Naturen hinüber, welche zwar keine ausgesprochenen Halluzinanten sind, aber doch die Außenwelt beständig im Sinne ihrer überspannten, überwertigen oder „katathymen" Ideen verkennen oder im Urteil verfälschen, und deren Typus Don Quixote oder sein schwächeres Abbild Tartarin von Tarascon ist.

Also Katalepsie, automatische Bewegungen, Nachahmungsbewegungen (Echopraxie), Halluzinationen und traumhafte Erlebnisse, Urteils- und Erinnerungsfälschungen, Amnesie, alle diese und noch mehr Fäden laufen von den hypnotischen Erscheinungen, speziell dem Somnambulismus, zu den Geistesstörungen hinüber und doch bestehen die genannten fundamentalen Unterschiede. Die tiefe, langdauernde Veränderung der Persönlichkeit, ihr oft feindliches Verhalten zur Außenwelt, die körperlichen Zeichen tiefer gehender Gehirnstörung und vor allem die fehlende Beeinflußbarkeit sind so wesentliche Merkmale der Geistesstörungen, daß Wesensverwandtschaft zwischen beiden nicht besteht.

Suggestion und Heilkunde.

Wir berühren in diesem Kapitel die Prinzipalbedeutung der Suggestion. Wenn auch Suggestiverscheinungen allenthalben im Leben anzutreffen sind, so ist doch die Heilkunde das einzige Gebiet, auf welchem seit Urzeiten bis zur jüngsten Zeit Suggestionen methodisch und zielbewußt ausgeübt wurden, wenn auch in verschiedensten Maskierungen.

Den Zaubersprüchen und Beschwörungsformeln, den Amuletten und Talismanen, den Wirkungen der Edelsteine und Geheimmittel, allen lagen Suggestionswirkungen zugrunde. Wenn Ägypter oder Griechen an heiligen Stätten schliefen, wenn Chinesen auf Gräbern ruhen, so entwickelten sich fromme Visionen oder Träume vom nötigen Heilmittel, und nach diesen ephypnotische Heilwirkungen auf Krankheiten. Im Mittelalter, und heute noch im katholischen Teil der Menschheit, gingen suggestiv heilende Einflüsse von den Heiligen, ihren Bildnissen, Gewändern, Gebeinen oder sonstigen Reliquien aus. Als nach der Renaissance naturwissenschaftliche Erkenntnisse allgemeineren Einfluß auf das Denken gewannen, wandte sich der suggestionsbedürftige Glaube der Kranken den neuen Entdeckungen zu, und man erzielte mit dem Stein der Weisen, mit seltenen Metallen, mit rosenkreuzerischen Rezepten, mit Alraunwurzeln und ähnlichen Dingen heilkräftige Wirkungen, und schließlich verdichtete sich fast die gesamte suggestive Heilkunde in der Lehre vom animalischen Magnetismus, dem Mesmerismus, dessen Metamorphose zur modernen Suggestionslehre wir im Gedächtnis haben. Bei all diesen Wandlungen war es begreiflicherweise mehr praktisch-therapeutisches als psychologisch-wissenschaftliches Interesse, welches die Ausübung von Suggestivmethoden bestimmte. Schließlich entfaltete dann die reine Suggestionsmethode unter den geschickten Händen Liébaults und Bernheims so überraschende Heilwirkungen auf verschiedene Krankheitszustände, daß sie allmählich, trotz Widerspruchs der Charcotschule und ihrer Nachfolger, zu einem Zweige der ärztlichen Heilkunde wurde, welcher um so mehr Bedeutung gewann, als man durch Verbesserung der hypnotischen Technik lernte, Zufälle auszuschalten und bestimmte gewollte Wirkungen zu erzielen. Naturgemäß wird die Ausübung der Suggestionsbehandlung immer auf einzelne durch Ruhe, Ausdauer und Geschick begabte und durch längeres Studium der Erscheinungen geschulte Ärzte beschränkt bleiben; und es bleibt dringend wünschenswert, daß nicht jeder beliebige Laie durch fehlerhafte oder verständnislose Anwendung sie in Mißkredit bringe, denn es gibt keine Heilmethode, welche eine so intime Kenntnis der menschlichen Seele und so viel speziell technische Erfahrungen verlangt. Bäder, kalte Abreibungen und Rhabarbertropfen können wohl von Schäfern oder Kartenlegerinnen verordnet werden, Hypnose bei einem erkrankten seelischen Organismus nutzbringend und schadlos zu leiten, erheischt Schulung und Erfahrung.

Über die spezielle Heilsamkeit der Suggestion herrschen noch in Laienkreisen einerseits mangelhafte, anderseits übertriebene Vorstellungen, welche ihrer Anerkennung nur zu schaden vermögen. Selbst Bernheim und Moll forderten schon vor Jahren ihre Beschränkung auf diejenigen Fälle, für welche sie sich spezifisch eignet. Der Hauptirrtum in Laienkreisen ist der, je geistiger ein Vorgang sei, um so leichter müsse er sich suggestiv beeinflussen lassen — aber fast das Gegenteil ist richtig! Überlegen wir uns selbst, welche Krankheitsbeschwerden am leichtesten, welche am schwersten suggestiv zu beeinflussen sind. Nun, solche am leichtesten, welche den schon in leichter Hypnose zu erzielenden Suggestionswirkungen entsprechen, diejenigen am schwersten, welche den Zuständen entsprechen, zu deren experimenteller Erzeugung oder Beseitigung der tiefste Grad der Hypnose nötig ist. Ich habe diese Regel zum psychotherapeutischen Grundgesetz erweitert, daß nämlich zur Beseitigung von Krankheitsbeschwerden derjenige Grad von Hypnose nötig ist, dessen Zeichen oder Symptome den zu beseitigenden körperlichen Beschwerden entsprechen; z. B. haben wir gelernt, daß im leichtesten Schlafstadium, der Somnolenz, sich suggerieren lassen: Schweregefühle, Schläfrigkeit, körperliche und Gedankenberuhigung — und was sich suggerieren läßt, läßt sich auch wegsuggerieren. Schwere, Müdigkeit sind aber sogenannte Allgemein= oder körperliche Gefühle; also werden sich auch Krankheitsgefühle, welche in Steigerung oder Störung dieser Gefühle bestehen, am leichtesten wegsuggerieren lassen, also: Gefühl von Mattheit, Schwere, körperliche Unruhe, Zittern im Körper, Erregtheit oder Schläfrigkeit; also Beschwerden, welche sowohl als Folgen von Bleichsucht und Blutarmut als auch als Symptome allgemeiner Neurasthenie auftreten können. Ohne Bedeutung ist zunächst, ob diesen Gefühlsstörungen nervöse oder körperliche Leiden zugrunde liegen. Hingegen ist tiefste Hypnose nötig, um zu suggerieren: Amnesie, d. h. Vergessen von Gedanken oder seelischen Zuständen, tiefe Schmerzunempfindlichkeit, Veränderung der Persönlichkeit, Sinnestäuschungen, ephypnotische Handlungen. Daraus läßt sich von vornherein ableiten, daß, wenn krankhafte Ideen — unter anderem sogenannte Zwangsvorstellungen oder seelische Folgen schmerzhafter Erlebnisse — zum Vergessen gebracht, wenn heftige Schmerzen, z. B. Kopf= oder Gesichts= oder Bein= oder Eingeweideschmerzen, beseitigt oder gelindert, wenn allmähliche Änderung einer abnormen oder sogenannten perversen Persönlichkeit erstrebt, wenn Neigung zu krankhaften Handlungen, zu sogenannten krankhaften oder schlechten Gewohnheiten, wie sogenannte Kleptomanie oder sexuelle Perversionen, ausgerottet werden sollen, daß solche Krankheitszustände im allgemeinen nur in tiefer Hypnose, im Somnambulismus, nachdrücklich zu beeinflussen sind. Zwischen diesen beiden Gruppen von Zuständen würden diejenigen Wirkungen stehen, welche sich schon in mittlerer Hypnose, in der Hypotaxie, erziehen lassen, z. B. Muskellähmungen oder Muskelspannungen, Beeinflussungen des Gefühlslebens usw. Dementsprechend lassen sich in dieser Phase besonders Muskelkrämpfe, Schreibkrampf, Stottern, nervöse Zuckungen u. ä. beeinflussen.

Eine besondere Art der Anwendung hat die im hypnotischen Zustande mögliche Steigerung der Erinnerungsfähigkeit, die suggestive Hyperamnesie, in der durch Breuer und Freud geschaffenen und neuerdings besonders von Frank gehandhabten sogenannten kathartischen

Methode gefunden. Mitunter liegen nämlich komplizierten funktionellen Nervenleiden unangenehme Erinnerungen aus früheren Lebensjahren zugrunde, seelisch tief vergrabene Erlebnisse, welche eine beständige krankhafte Spannung im Innern unterhalten. In der Hypnose lassen sich solche z. T. verdrängte oder vergessene Erlebnisse wieder zu größter Deutlichkeit bringen und sich aus ihrer Verwachsung mit dem bewußten Seelenleben lösen. Es ist dies ein Teil der sogenannten Psychoanalyse.

Überhaupt ist die hier geschilderte Suggestionsbehandlung oder Hypnotherapie nur ein Teil der allgemeinen Suggestionsbehandlung, welche ärztlicherseits meistens als Wachsuggestion angewendet wird, und dies ist wieder ein Teil der umfassenden Psychotherapie, die der erfahrene Arzt natürlich nicht nur bei nervösen, sondern auch bei körperlichen Krankheiten nie vernachlässigen wird; denn jeder Kranke, mag er körperlich oder nerven- oder gemütsleidend sein, ist in seiner Suggestibilität geändert, und zwar ist meistens seine Suggestibilität in veränderter Richtung gesteigert. Ist die Änderungsrichtung seiner Suggestibilität eine günstige, so läßt sich schon durch Wachsuggestionen sein Befinden erheblich bessern. Hingegen sind diejenigen Zustände, welche auf einer Steigerung der Autosuggestibilität bestehen, also in einer Neigung des erkrankten Gehirns, sich sogenannten Einbildungen besonderer Art hinzugeben, Einbildungen, welche wesentlich im Unterbewußtsein wurzeln und durch Energie oder „Zusammennehmen" nicht zu bekämpfen sind, suggestiv schwer zu bessern, falls nicht mit suggestiver Einwirkung eine seelische Behandlung der gesamten Persönlichkeit, eine Wiedererziehung des krankhaft gerichteten Vorstellungs- und Willenslebens (Reedukation) Hand in Hand geht. Einzelheiten über die sehr vielen Gesichtspunkte und Komplikationen der Suggestionsbehandlung gehören natürlich nicht hierher.

Suggestion und Kurpfuscherei.

Verurteilungen von sogenannten Magnetopathen oder Laienmagnetiseuren bildeten, besonders in den Jahren vor dem Krieg, einen ziemlich häufig wiederkehrenden Gegenstand unserer Strafgerichtsverhandlungen. Meistens handelt es sich dabei um Gesundheitsschädigungen bzw. fahrlässige Tötung. Ab und zu gehen aber auch Fälle von Sittlichkeitsverbrechen, welche von Magnetiseuren an ihren Patienten begangen wurden, durch die Gerichtssäle und durch die Zeitungen. Daß hierzulande jedermann Krankheiten behandeln darf, daß jeder, der z. B. wegen Sittlichkeitsvergehen oder Betrug im Gefängnis gesessen oder es aus irgendeinem andern Grunde nicht zu redlichem Lebensberuf brachte, durch Annoncen, Reklameschilder und bestellte Danksagungen Kranke an sich ziehen darf, um an deren Körper und Geist seine Unwissenheit auszuprobieren, ist für einen Staat, der doch sonst das Publikum in Kleinigkeiten allenthalben bevormundet, ein unbegreiflicher und ein für die Indolenz unserer gesetzgebenden Körperschaften äußerst beschämender Zustand. Dieser Freibrief wird natürlich von den Schlauen, die da wissen, daß Spekulation auf Aberglauben und Kritiklosigkeit immer die reichsten Erträgnisse liefert, und Kurpfuscherei deshalb ein meist gut rentierendes Geschäft ist, ausgenutzt. Von jedem Tanzlehrer wird der Nachweis sittlicher Intaktheit verlangt, kranke Menschen aber behandeln, eventuell sogar im entblößten Zustand, darf heute noch jede schiffbrüchige, anrüchige Existenz. Nahrungsmittelverfälschungen, selbst harmlosester Art, werden streng bestraft, eins der besten Güter des Menschen aber, seine Gesundheit, darf von jedem Unberufenen professionell ausgebeutet werden. Wenn man nun bedenkt, daß diese Unberufenen, d. h. nicht berufsmäßig und sachkundig Vorbereiteten, sich vielfach aus gescheiterten und z. T. vorbestraften Existenzen zusammensetzen und daß von ihnen sehr viele den Magnetismus und Hypnotismus, den ja jeder ohne mühevolles Vorstudium aus einigen bequem geschriebenen Büchern lernen zu können glaubt, ausüben, also eine Heilmethode, welche erlaubt, willensschwache, leicht beeinflußbare Menschen in einen der Willenlosigkeit nahekommenden Zustand zu versetzen, so erhellt, welche Gesundheitsfreibeuter da unbeanstandet, gewissermaßen staatlich konzessioniert, ihr Wesen treiben.

Schon der Prozeß des berüchtigten Heilmagnetiseurs Czynski hätte Handhabe bieten müssen, den sogenannten Laienmagnetiseuren und Hypnotiseuren ihr gefährliches Handwerk zu legen. Bekanntlich wurde Czynski im Dezember 1894 in München zu drei Jahren Gefängnis verurteilt, weil er ein etwas beschränktes adliges Fräulein, welches auf Zeitungsannoncen hin sich in seine Behandlung gegeben hatte, regulär betört, verführt und durch eine Scheintrauung an sich gefesselt hatte. Sein Ziel war das Vermögen des Fräuleins. Die aktenmäßige Darstellung dieses Prozesses (1895 in Stuttgart bei Encke erschienen) ist sehr lehrreich. In diesem Prozeß hielt gewissermaßen die Lehre

Mißbräuche

von der Suggestion ihren Einzug in den Gerichtssaal, was sich auch in der Zuziehung von drei Sachverständigen von Ruf — Grashey, Hirt und Schrenck-Notzing — dokumentierte. Die Frage spitzte sich schließlich darauf zu, ob die Liebe des Fräuleins v. Z. zu Cz. eine normal entstandene oder eine suggerierte gewesen war. Zwei Gutachter plädierten für suggerierte Liebe, einer nur für natürliche. Ich persönlich neige ebenfalls der letzteren Auffassung zu, bin aber immerhin überzeugt, daß die Suggestionsmethoden Czynskis die allgemeine Beeinflußbarkeit seines Opfers erhöht hatten. Wenn Fräulein v. Z. damals beteuerte, sie hätte wie unter einem Banne gestanden, sie hätte nicht anders können, sie hätte sich innerlich nicht mehr wehren können, so werden mit derartigen Entschuldigungen bekanntlich auch normale Fehltritte motiviert.

Bei Gelegenheit jenes sensationellen Prozesses wurde nun von Schrenck-Notzing auf folgende Fälle hingewiesen: Ein junges Mädchen aus niederem Stande wurde von einem Naturheilkundigen zu Heilzwecken hypnotisiert. Als sie erwachte, befand sie sich in einer seltsamen Aufregung und ahnte Böses. Um Aufklärung zu gewinnen, kam sie zu Schrenck-Notzing, der ihr in einer neuen Hypnose die Erinnerung an ihre Erlebnisse in der vorhergehenden Hypnose weckte und so erfuhr, daß sie unzüchtig gebraucht worden war. Im dazwischen liegenden Wachzustande wußte sie nichts von diesen Vorgängen.

Lilienthal berichtet in „Hypnotismus und Strafrecht" einen analogen Fall: Der Heilkundige und Magnetiseur Castellan hatte ein Mädchen, namens Josephine Hughes, suggestiv so beeinflußt, daß es in einen willenlosen Zustand geriet. In diesem Zustande schleppte er sie in ein anderes Zimmer und mißbrauchte sie. Sie fühlte, was mit ihr vorging, konnte sich aber weder rühren noch sprechen, sie war tief kataleptisch.

Solche Beispiele beweisen, wie bequem an leicht einzuschläfernden Personen sexuelle Verbrechen vorgenommen werden können, und fordern immer dringender, daß die professionelle Ausübung des Hypnotismus nur sittlich und wissenschaftlich einwandfreien Personen reserviert bleibe. Wenn jeder solcher Fälle zur Anzeige käme, so würden wohl unsere Behörden und gesetzgebenden Körperschaften aus ihrer Gleichgültigkeit diesen Dingen gegenüber geweckt werden; aber viele Mißbrauchte schämen sich, ihr Unterliegen im willenlosen Zustand öffentlich laut werden zu lassen. Wir brauchen uns nur daran zu erinnern, wie die Frauen, welche von Bernheim und Forel experimentell zu Scheindiebstählen suggeriert wurden, sich schämten und um Verheimlichung baten. Außerdem liegt die Möglichkeit vor, daß ein geriebener Hypnotiseur seine Suggestionen eventuell so formen und verstecken kann, daß die Hingabe seines Opfers anscheinend aus freien Stücken erfolgt, obwohl es in Wirklichkeit suggestivem Zwange folgt. Es ist ja möglich, im Somnambulismus zugleich mit den ephypnotischen Handlungen die Überzeugung zu suggerieren, daß die betreffende Handlung aus völlig freien Stücken geschieht.

Beträfen diese Gefahren das seelische Wohl derer, die sich einem Kurpfuscher zur suggestiven Behandlung anvertrauen, so betrifft die andere Gefahr ihr leibliches Wohl. Wer an Schmerzen irgendwelcher Art leidet, muß vor jeder Behandlung gründlich untersucht werden, ob diese Schmerzen rein nervöse oder durch andere körperliche Prozesse verursacht sind; z. B. eine innere Verletzung, eine Entzündung, eine Geschwulst, eine Gefäßerkrankung u. a. Im letzteren Falle würde natürlich eine andere als Suggestionsbehandlung erforderlich sein. Das festzustellen vermag aber nur ein durch jahrelanges Studium mit dem menschlichen Körper und seinen Krankheiten Vertrauter, nicht aber jemand, der bis gestern Schafe gehütet, Schweine geschlachtet oder Kessel geflickt hat. Gesundheitsschädigungen bzw. fahrlässige Tötungen durch „Naturheilkundige", welche durch die Vorspiegelung, Leiden heilen zu können, Kranke abhielten, sich rechtzeitig in nützlichere ärztliche Behandlung zu geben, belaufen sich im Deutschen Reich jährlich auf viele Tausende, und das sind nur die, welche zur Anzeige kommen.

Jener Gefahr ist der suggestiv Behandelte besonders ausgesetzt; denn wir wissen, daß sich durch Suggestion im hypnotischen Zustande selbst rein körperliche Schmerzen, z. B. Schmerzen infolge verborgener Blinddarmentzündung, oder eines Knochengewächses, oder eines Lungenleidens u. ä., zeitweise zum Verschwinden bringen lassen und daß dadurch der Kranke über seinen eignen Zustand sich täuschen läßt. Der Schmerz aber spielt im Körper — wenn nicht immer, so doch meistens — die nützliche Rolle eines Alarmsignals dafür, daß tiefere Störungen der Gesundheit vorliegen. Wird dieser Schmerz suggestiv unterdrückt, so schweigt dieser Alarm, und die zugrunde liegende Krankheit kann sich ungestört weiter entwickeln, bis sie lebensgefährlich geworden. Ist der Schmerz freilich „rein nervös", so bedeutet seine suggestive Entfernung eine Erlösung; beruht er aber auf einem körperlichen Leiden

— eine Frage, welche eben nur ein sorgfältig durchgebildeter Arzt feststellen kann —, so bedeutet Schmerzbefreiung nur Täuschung des Kranken über seinen wahren Zustand. Auch daraus folgt: Bitter not tut dem deutschen Volke der Schutz seiner Gesundheit vor Ausbeutung durch gewissenlose, ungebildete „Naturheilkundige". Wenn die Ausübung der Narkose, der Einschläferung durch Schlafmittel, nur dem Arzte reserviert bleibt, weshalb dann nicht die Ausübung der Hypnose, welche ja die Rolle einer seelischen Narkose spielen kann? Gilt der Körper mehr als die Seele! Daß ein so wirksames Mittel, wie hypnotische Suggestionsbehandlung nur Männern vorbehalten bleibt, die nach ihrer Vergangenheit und ihrem Ruf eine unbedingte Gewähr der Unantastbarkeit geben, nicht aber jedem fragwürdigen Abenteurer oder Nichtswisser, sollte als selbstverständliche Forderung längst erfüllt sein und wird in dem dem Reichstag jetzt vorzulegenden Entwurf zur Beseitigung von Mißständen im Heilgewerbe wahrscheinlich endlich erfüllt werden. Hoffentlich folgen die Zivilbehörden dem in dieser Beziehung vorbildlichen Vorgehen früherer militärischer Behörden, welche in verschiedenen Erlassen die Ausübung der Hypnose zu Heilzwecken seitens Ungebildeter, d. h. seitens der Kurpfuscher, schon im Jahre 1917 verboten hatten.

Mit der Kurpfuscherei hängen nun noch allerlei sonderbare Heilbestrebungen zusammen, die, ebenfalls auf suggestiver Grundlage beruhend, gelegentlich zu Sektenbildungen führen. In Erinnerung ist es uns allen, daß im Jahre 1902 der Kaiser gegen das in Potsdam grassierende Gesundbeten mobil machen ließ, den sogenannten Eddhismus, eine von einer geschäftskundigen Nordamerikanerin namens Mary Baker Eddy 1861 erfundene Heilmethode, „Christian science" genannt, welche alle Kranken, einerlei ob sie Kopfschmerz, Magenkrebs, Knochenbrüche, Lungentuberkulose u. a. hatten, durch Gebet heilen wollte. Beschämenderweise gehörten nicht nur Ungebildete, sondern auch viele aus den sogenannten „besseren" Familien zu den Jüngern Mutter Eddys. Der kaiserliche Unwille rief damals Entrüstungen in allen Tonarten wach. Wenn die „Christian hailers" medizinisch durchgebildeten Personen gewesen wären, die ihre Kranken vorher einer gewissenhaften Untersuchung unterziehen und erst dann einer rationellen Suggestivbehandlung unterworfen hätten, so wäre nichts einzuwenden. Aber diese Gebetsbehandlungen gingen einfach ins Blaue hinein, und etwaige Heilungen konnten nur Zufallstreffer sein.

Während man sich nun damals über Mutter Eddys Treiben weidlich entrüstete, wird priesterliche Wundertherapie in Lourdes, Trier, Echternach usw. als „Kultuseinrichtung" gesetzlich geschützt und lukrativ ausgebeutet. Die dabei vorkommenden „Wunder" sind natürlich nur Wirkungen durch Suggestion, durch Einflüsse, wie sie z. B. Zola mit meisterlicher Sachlichkeit in seinem Roman „Lourdes" geschildert hat, oder durch Autosuggestionen, welche sich in dem auf das höchste gespannten Kranken leicht in intensiver Weise bilden könnten. Das Wunder der Heilung liegt in der menschlichen Seele, nicht im Heiligen Rock von Trier oder im Wasser von Lourdes.

Suggestion und Verbrechen.

Vor einigen Jahren las ich in einer Hamburger Zeitung eine Notiz folgenden Inhalts: In einem großen Konfektionshaus Petersburgs erscheint ein junges Mädchen vor der Kasse, hält plötzlich einen Revolver vor und ruft: „Hände hoch!" Man vermutet eine Irre und fällt ihr in den Arm. Sie kommt zu sich, erstaunt, und schließlich kommt heraus, daß sie Objekt eines experimentell gegebenen ephypnotischen Befehls ist. — Für die Wahrheit dieses Berichtes kann ich nicht einstehen, halte ihn aber für richtig, da der Fall mit den aus Nancy, von Forel u. a. veröffentlichten Experimenten typisch übereinstimmt. Also der Versuch zu einem ephypnotischen Verbrechen, der auch offenbar, wie fast alle derartigen „Verbrechen", so auffallend und unfrei ausgeführt wurde, daß man sofort eine abnorme Handlung vermutete.

Die Möglichkeit hypnotischer Verbrechen hat schon sehr verschiedene Beurteilungen gefunden. Während Liégois sie für leicht möglich und den Tiefsomnambulen für einen Automaten in der Hand geschickter Hypnotiseure hält, verneint sie sein Landsmann Delboeuf vollkommen. — Jeder Hypnotisierte ahne, daß er nur Scheinverbrechen begehe, ernste Verbrechen durch reine Suggestion seien noch nicht vorgekommen. — Forel hält ihm mit Recht seine eignen Experimente entgegen. Er bestimmt einen 70 jährigen Mann im Tiefschlaf und vor versammelten Juristen, nach dem Erwachen mit einem suggerierten Dolch auf einen vor ihm stehenden Mann loszustechen. Er ließ weiter einen älteren, sehr suggestiblen Mann aus einem allerdings nur mit Knallpatronen geladenen Revolver auf einen vor ihm Stehenden losschießen, welcher zum Schein wie tot umfiel. Beide Hypnotisierte waren bei Begehung der Tat nicht bei Besinnung. Drittens ließ er eine Hypnotisierte ein Messer vom Tisch stehlen; sie tat es, war aber sehr erschrocken und verschämt, als sie zu sich kam, und bat, ja nichts zu sagen. — Ähnlich benahm sich ein Schauspieler, welchem Bernheim befahl, eine Uhr zu stehlen. Das Benehmen aller dieser Personen entsprach nicht dem Simulierender.

Man wird zugeben, daß solche Experimente auch in ernsten Situationen gelingen können. In Wirklichkeit freilich sind, wie wir schon früher erwähnten, alle zum Gelingen einer solchen Handlung nötigen Umstände äußerst selten beieinander.

Dem Problem des suggerierten Verbrechens stehen also extrem bejahend Liégois, durchaus verneinend Delboeuf, Hirsch u. a., mit etwas Vorsicht bejahend Bernheim, mit noch etwas mehr Vorsicht Forel gegenüber. Die deutschen Juristen verneinen im allgemeinen das Vorkommen hypnotischer Verbrechen, aber sie urteilen schließlich nach theoretischen Erwägungen und ohne praktische Erfahrungen im Hypnotismus.

Der Hypnotisierte kann Gegenstand oder Urheber eines Verbrechens werden; eigentlich ist er aber auch im letzteren Falle nur das Mittel zum Verbrechen und der Einfluß des Hypnotiseurs eigentlicher Urheber. Die Verbrechen, welche an Hypnotisierten bis jetzt begangen wurden, sind fast ausschließlich Sittlichkeitsverbrechen. Ihre Voraussetzung freilich ist, daß der Gegenstand des Verbrechens amnestisch und anästhetisch oder tief kataleptisch schläft. Daß Tiefschlafende bestohlen werden, ist natürlich noch leichter möglich; sowohl direkt, während ihres Schlafes, als auch indirekt, indem man sie durch ephypnotische Suggestionen zu Unterschriften, Schenkungen, Zedierungen oder Testamentsbestimmungen veranlaßt.

Wirkliche Verbrechen im spontanen, d. h. von selbst und ohne Suggestion entstandenen Somnambulismus berichtet Bernheim:

Ein Insasse vom Hospital Saint-Antoine beging während seines somnambulen Zustandes eine ganze Reihe von Diebstählen, von denen er nach dem Erwachen nichts wußte. Oder ein Seminarschüler stand im Zustand von Schlafwandeln auf, ging ins Schlafzimmer eines seiner Professoren und stach mit einem Messer nach diesem, ohne freilich etwas anderes als dessen Matratze zu treffen; ein Verbrechen, wie es schon in epileptischen oder verwandten Dämmerzuständen vorgekommen ist. Solche Verbrechen brauchen keineswegs vollständig blind, sondern können, da Sinneswahrnehmungen zum Teil verwertet werden, wenn auch minderbewußt, sogar mit dem Schein einer gewissen Zweckmäßigkeit begangen werden. Sachverständige wissen, wie schwer mitunter aus diesem Grunde in epileptischen oder hysterischen Dämmerzuständen begangene Verbrechen zu beurteilen sind, vor allem, ob keine Simulation vorliegt. Bernheim fragt mit Recht: Kann nun, was im natürlichen Somnambulismus geschieht, nicht auch im künstlichen hervorgerufen werden?

Als Beispiel rein suggestiver Erzeugung wirklicher Verbrechen erwähnt Bernheim den Fall der Gabriele Bompard, welche einem verbrecherisch gesonnenen Manne völlig zu zeigen war und sich von diesem überreden oder bestimmen ließ, ihm ein Opfer zuzuführen, welches sie beide ermordeten. Sie war das Opfer nicht einer hypnotischen, sondern fortgesetzter Wachsuggestionen; aber sie war — und das fällt ins Gewicht — eine geistig und moralisch minderwertige Person, deren Beeinflußbarkeit im unmoralischen Sinne schon vor Erkenntnis der Suggestionswirkungen festgestanden hätte. Kurz, experimentell erzeugt sind schon genug hypnotische Verbrechen vollsinniger und rechtschaffener Menschen; wirklich vorgekommen und anerkannt ist noch keines, vielleicht eben, weil die Kenntnis des Hypnotismus und seiner Wirkungen im allgemeinen auf gebildete und nicht verbrecherisch gesonnene Kreise beschränkt ist. Dringend mahnen daher auch diese Betrachtungen, die **berufsmäßige Handhabung des Hypnotismus allen Pfuschern zu verbieten und nur denjenigen zu gestatten, deren Stellung, Vergangenheit und Bildungsgang genügend Garantien für eine rechtschaffene Anwendung bietet.**

Die Ausführung eines hypnotischen Verbrechens erschwerend kommt hinzu, daß das Benehmen eines Verbrechers durch Suggestion sowohl während der Ausführung des Verbrechens als auch hinterher doch so von der eines planvollen Verbrechers abweichen würde, daß die Erkennung der Abnormität gelingen würde. Überdies würde ein suggerierter Verbrecher wieder hypnotisiert werden und in Hypnose zu Geständnis oder Aufklärung gebracht werden können. Dies beweist ein Scheinverbrechen, welches laut Preßbericht im November 1920 in Wien passierte. Eines Tages erschien in der Sprechstunde des Prof. Wagner v. Jauregg ein junges Mädchen und überreichte einen Brief. Während er ihn las, richtete sie eine Pistole auf ihn mit den Worten „stirb du verruchter Mörder"; dann ließ sie die Waffe ohne

Suggerierte Verbrechen

gefeuert zu haben zu Boden fallen. In die Untersuchungshaft und von da in die Klinik gebracht, gab sie Erinnerungslosigkeit an; man vermutete eine Hypnose, hypnotisierte sie und erfuhr nun in wieder erweckter Erinnerung, daß sie Mizzi Dostal hieß und „Medium" des Berufshypnotiseurs G. sei. Dieser G. habe, um Prof. W. zu beweisen, daß doch hypnotische Verbrechen möglich seien, ihr das geschilderte Scheinverbrechen suggeriert — aber erst nachdem G. ihr wiederholt versichert habe, daß die Sache ungefährlich und die Waffe nicht scharf geladen sei. Die D. wußte also, daß es sich um ein Experiment handele, sie führte es nur halb aus (da sie nicht schoß) und benahm sich dabei so auffallend, daß man sofort „fremden Willen" dahinter vermutete. Den Beweis, daß wirkliche hypnotisch suggerierte Verbrechen möglich seien, hat auch sie nicht geliefert. Welche Bedingungen im einzelnen zur Ausführung von ephypnotischen Befehlen gehören, ist auf S. 58 f. erörtert.

Welch seltsame Zusammenhänge gelegentlich bei hypnotischen Verbrechen eine Rolle spielen, lehrt ein von Gilles de la Tourette berichteter Fall. Hysterische haben manchmal Punkte an ihrem Körper, durch deren Berührung sie eingeschläfert werden können, hypnogene Zonen genannt. Eine Kranke, welche eine derartige Stelle am Arm hatte, geriet, als sie von einem ihr nachstellenden Mann am Arm erfaßt wurde, in eine hypnoseähnliche Ohnmacht, in welcher sie mißbraucht wurde. Selbstverständlich können suggestible Menschen auch in finanzieller Hinsicht mannigfach ausgebeutet werden; z. B. berichtet Manchon von einer älteren Dame, welche 25 Jahre lang von einer raffinierten Schwindlerin ausgebeutet wurde, da diese es verstand, sie unter suggestivem Einfluß zu halten. Kurz, die Rolle, welche die Suggestion bei der Entstehung von Verbrechen spielt, ist eine sehr mannigfaltige, vor allem bei Verbrechen, welche nicht aus alltäglichen Motiven begangen werden. So z. B. weist Moll mit Recht darauf hin, daß die politischen Morde, die Morde aus religiösem Fanatismus, die anarchistischen Verbrechen meist von suggestiblen Personen unter dem Einfluß suggerierter, eingepfropfter, abnormer Ideen begangen werden, daß Ravachol, Vaillant, Henry und andere anarchistische Verbrecher unter dem Eindruck suggestiver Einflüsse und kaptivierender Ideen gewesen sind.

Suggestion und Liebe.

Der schon genannte Prozeß Czynski gab damals auch das Signal zu leidenschaftlicher Erörterung der Frage, ob Liebe durch Suggestion hervorgerufen oder beeinflußt werden könne. Speziell hatten hier die Sachverständigen die Frage zu beantworten, ob Fräulein v. Z. sich unter dem Bann einer verständlichen Liebe oder einer Suggestion hingegeben hätte. Ist Liebe selbst eine Suggestion? Äußerlich ähnelt sie ihr manchmal wie ein Ei dem andern. Der seelische Zustand eines Verliebten läßt sich sehr wohl dem eines durch Suggestion Gebannten vergleichen; seine Träumerei im Wachen, die Einengung seines Bewußtseins auf das Bild der Geliebten, seine Illusionen im Sinne dieses Ideals, seine Urteilstäuschungen in bezug auf dessen Qualitäten und endlich die Bestimmtheit vieler seiner Handlungen durch seine Idee, kurz dieser ganze Zustand, den ja die Harfen unserer Dichter schon in überreichen Variationen besungen haben, gleicht dem eines von Suggestionen Kaptivierten wie sein Spiegelbild.

Zunächst jedoch müssen wir streng unterscheiden zwischen der Liebe als Triebäußerung schlechthin und der individualisierten Liebe zu einer bestimmten Person. Die Liebe der ersten animalischen Art ist generell bzw. universell und wenig wählerisch, oder höchstens nach solchen Merkmalen wählend, welche der speziellen Richtung ihres Instinktes entsprechen. Sie benimmt sich wie jeder Trieb, erwacht ohne äußere Veranlassung, drängt periodisch nach Befriedigung, eventuell unter leidenschaftlicher Benommenheit des Bewußtseins und folgt den Gesetzen der allgemein körperlichen Hemmung und Entwicklung. Sie ist Instinkt, d. h. keine Suggestion.

Dieser animalischen, immer instinktiven Liebe, steht die andere, individualisierte gegenüber, deren Sehnen und Verlangen nur einer einzigen Person gilt. Sie ist die Liebe der Dichtung, die Liebe Heros und Leanders, Romeos und Julias, Tristans und Isoldens usw.; die Liebe, deren ganzes Herz völlig vom Bilde einer einzigen Person erfüllt ist und mit dieser jubelnd entsteht oder tragisch vergeht. Man mag sie himmlisch nennen, ohne aber an Tizians anders zu deutendes Bild zu denken. Denn es ist Sonnenfeuer in dieser sich lieber selbst verzehrenden als den Gegenstand ihrer Liebe aufgebenden Glut; und diese Liebe ist in der Tat durch Autosuggestion uneinnehmbar verschanzt. Sie sieht alles im Lichte ihres Verlangens, ist blind gegen den Einwand, daß die oder der Geliebte auch Untugenden oder Fehler haben könne, sie führt zu illusorischer Verkennung der Wirklichkeit — s. Schillers schönes Gedicht „Die Erwartung" —, und treibt wie eine übermächtige Suggestion zu Handlungen, deren Ziel die Erfüllung ihrer Sehnsucht ist. Der wirkliche Ausdruck solcher Liebesautosuggestion ist: „Nur sie (oder ihn) allein kann ich lieben, ich kann mit keiner anderen glücklich werden, muß sterben, wenn ich sie verliere" oder ähnliches, kurz, sie wird von einem inneren Zwange beherrscht, mit der einer gegebenen Suggestion ähnlichen Gewalt, die sich bis zu völliger „sexueller Hörigkeit", wie es Krafft-Ebing nennt, bis zur Erniedrigung zum Sklaven, zur Magd — siehe Käthchen von Heilbronn — steigern kann. Es gibt Männer und Frauen, welche von einer suggestiven Atmosphäre umgeben scheinen; wo sie auftauchen, ziehen sie, einem Magneten gleich, alle beeinflußbaren Herzen an sich. Bei phantastischen Naturen nimmt solche individualisierte Liebessehnsucht seltsame Formen an. Senta lebt im Banne des Bildes vom Holländer, die Idee ihn zu erlösen, bestimmt ihr Tun: „Fänd' er ein Weib, das bis zum Tod ihm getreu auf Erden!" — hingebend und himmelanstrebend im Erlösungsmotiv verkörpert. Ein Pariser Künstler — ein moderner Pygmalion —, welcher sich in Leonardos Mona Lisa verliebte, lebte fortan nur in der einen Idee, ihr müßte seine Geliebte gleichen — sonst keine! Das Suggestive solcher „Einbildungen" erzeugt seltsame Variationen; einer glaubt nur mit einer Blonden glücklich werden zu können, ein anderer nur mit einer Schwarzhaarigen, der eine ist unfähig, Schlanke zu lieben, der andere träumt nur von Schlanken, und derartige Liebesträume verraten so recht ihren suggestiven Ursprung.

Ganz rein autosuggestive Form zeigen so elektive Neigungen bei krankhaft veranlagten Naturen, welche sie bis zur Perversität steigern können. Alle solche aparte Neigungen sind sehr oft, wie eingewurzelte Autosuggestionen überhaupt, kritischen Erwägungen oder Einwänden unzugänglich.

Der Vergleich des Verliebtseins mit einem suggestiven Zustande ist selbstverständlich nur ein relativer. Die Kritiklosigkeit ist vorhanden, nicht aber — und das ist der große Unterschied gegen die affektlosen suggestiven Zustände — die Affektlosigkeit; im Gegenteil besteht einseitig starker Affekt; und dies sind Zustände, welche ebenfalls gesteigerte Suggestibilität zeigen, aber nur in affektgleichem Sinne. Daß die primäre Basis aller normalen Liebe Schopenhauers „Wille" ist, versteht sich von selbst; die sekundären Momente aber sind suggestiven analog. Durch solche Betrachtungen wird auch psychologisch manches gewonnen, z. B. völlige Erklärbarkeit, wenn zu schlichter Verliebtheit noch direkte suggestive Einflüsse fördernd hinzukommen, wie es eben im Falle Czynski war.

Ohne suggestive Beeinflußbarkeit der Liebesneigung wäre der alte Aberglaube von der Wirksamkeit von Zauber und Amuletten nicht zu verstehen. Schon im „6. und 7. Buch Mosis" werden Zaubermittel zur Werbung einer Liebe angegeben. In einem Gebetbuch der Gallaländer wird ein Liebesmittel besprochen, ein Zettel mit allerlei Sprüchen, und ein weißes Salz, mit welchem man sich zu waschen hat. Im alten Griechenland genoß das Wasser des Selemnos solches Renommee, im Mittelalter braute man Zaubertränklein und kochte Alraunwurzeln (Mandragola). Liebestränke spielen im Faust, im Tristan, in der Nibelungensage eine Rolle. Solche Mittel erhöhen dem einen das Selbstbewußtsein und das sichere, ruhige, zielbewußte suggestive Auftreten, dem anderen aber, gegen den der Zauber gerichtet ist, erzeugt er Furcht vor Unterliegen und damit schon halben Erfolg.

Suggestion und Mystik.

Das Thema des vorigen Abschnitts setzt sich in diesem fort, denn aller Aberglaube der Menschheit an Amulette, Sympathie, Zauberei, Hellsehen, Geister, Mystik und Spiritismus beruht in letzter Linie auf Suggestion und Einbildung. Auch hier halte ich die Begriffe Einbildung und Suggestion in dem auf S. 9 angegebenen Sinne auseinander. Vor allem sind Einbildungen durch Logik und Vernunftgründe korrigierbar, Suggestionen aber nicht. Wenn z. B., wie im Prozeß Anna Rothe (24. März 1903) in Erinnerung, die beiden Kriminalkommissare unter den Röcken des Mediums 150 frische Blumen und eine Reihe Apfelsinen und Zitronen fanden, und wenn demgegenüber überzeugte Spiritisten — ich könnte allerlei Namen nennen! — behaupten, der durch den Eingriff roher Männer hervorgebrachte Nervenchok hätte diese Blumen überhaupt erst unter den Röcken materialisiert (vgl. die damaligen Gerichtsverhandlungen), vorher wären sie — auch unter den Röcken — nur vierdimensional vorhanden gewesen; oder wenn Zeugen damals Anna Rothe in einen Blumenladen gehen sahen und ihre Geisterdedikationen einkaufen, und wenn hinterher ihre überzeugten Anhänger behaupteten, das wäre nicht die irdische Anna Rothe gewesen, sondern ihr Astralleib (welcher natürlich

Astralblumen einkaufte), so liegt solchem Kinderglauben nur noch eine tief im Minderbewußten wurzelnde, nicht korrigierbare Suggestion zugrunde. Von ähnlich haarsträubendem Unsinn wimmelt es in spiritistischen Schriften. Daß er, wie das Evangelium, geglaubt wird, können wir auf Grund unserer Erfahrungen nunmehr verstehen. Ein Fachkenner der Salonmagie schreibt: „Der seit mehreren Jahren unter der Firma des Spiritismus aus Nordamerika zu uns herübergekommene Komödienschwindel mit Tischrücken, Geisterklopfen und Geistererscheinungen ist nichts weiter als eine bare Gaunerei, eine von sittlicher Fäulnis zeugende und von plumper Mystik schlecht verhüllte Erscheinung unserer Zeit" (Willmanns, Moderne Wunder).

Wir haben gesehen und erklärt, daß eine Suggestion nur wirksam wird, wenn Suggestibilität besteht, und daß diese Suggestibilität Affektlosigkeit und Kritiklosigkeit voraussetzt. Der überzeugte Spiritist erfüllt diese Voraussetzungen. Ich habe mich immer aufs höchste gewundert, wie solche Leute die unglaublichsten Dinge, das Wandern eines Ofens, oder das Hüpfen einer Tischplatte, oder das Entstehen von Apfelsinen in der Luft, oder das Umherfliegen von rohen Kartoffeln oder ähnlichen Geisterunfug mit vollkommener Affektlosigkeit berichteten und sich nicht im mindesten darüber wundern, wie ernste stille Geister so alberne Dummejungenstreiche treiben können, wie rohe Kartoffeln umherwerfen oder auf die Tischplatte schlagen, daß die Gläser hüpfen, oder Séanceteilnehmerinnen in die Waden kneifen. Ich kann mir es nur damit erklären, daß wir auch im affektlosen Traumzustand den greulichsten Unsinn ohne eine Spur von Verwunderung hinnehmen. Im Stadium solcher Affektlosigkeit befindet sich chronisch der Spiritist. Die Suggestibilität bedingende Kritiklosigkeit besteht darin, daß die im gesunden Wachsein regsamen Gegenvorstellungen fehlen, und daß dreister Schwindel für bare Münze aus einer anderen Welt genommen wird. Man lese nur einige Seiten spiritistischer Schriften, z. B. von Aksakow „Animismus und Spiritismus", Du Prels „Phänomenologie des Spiritismus", um vollkommener Kritiklosigkeit den einfachsten Naturgesetzen gegenüber zu begegnen. Wenn nun ein Dutzend solcher sich über nichts wundernder, kritikloser, d. h. keiner unsinnkorrigierender Gegenvorstellungen fähiger Menschen zusammensitzen und außerdem noch von der Suggestionserwartung erfüllt sind (S. 77), daß jetzt ein Geist erscheinen, oder reden, oder klopfen, oder Kartoffeln werfen, oder Kopfnüsse austeilen müßte, noch dazu in stillem, halbverdunkeltem Zimmer, also unter suggestionsgünstigen äußeren Bedingungen, so ist naturwissenschaftlich vollkommen verständlich, daß da nur ein kaltblütiger Taschenspieler nötig ist, um die schönsten Sinnestäuschungen und Urteilsfälschungen hervorzubringen. Wer sich übrigens für die Taschenspielertricks interessiert, welche spiritistische Medien und Impresarii anwenden, um bei Séanceteilnehmern Illusionen und Urteilstäuschungen hervorzurufen, lese das Buch „Moderne Wunder" von Willmanns, einem hiesigen Salontaschenspieler von Profession. Da kann er lesen, auf wie mannigfache Weise die Klopflaute, die schwingenden Uhren, die kippenden Tische, die Geisterphotographien u. a. hervorgebracht werden.

Bedingung zum Gelingen der Experimente ist gewöhnlich, daß das Medium in sogenannten Trance, d. h. Verzückung oder Ekstase, verfällt, eine dem Somnambulismus vergleichbare Autohypnose, welche gewöhnlich auf irgendein gegebenes Zeichen hin eintritt. In Wirklichkeit sind diese Trancezustände entweder simuliert oder es sind, — weil die spiritistischen Medien gewöhnlich, wie z. B. auch Eusapia Palladino und Anna Rothe, Hysterische sind — hysterische Paroxysmen. Normale Menschen haben keine Sucht, bei solchen Komödien mitzuwirken.

Daß Tischrücken und Tischklopfen einfach minderbewußte Muskelarbeit ist, habe ich selbst beobachtet. Halluzinierte Geistererscheinungen lassen sich bei sehr vielen guten Somnambulen erzielen. Forel z. B. ließ einer Hypnotisierten die Geister Verstorbener erscheinen und sich mit ihnen unterhalten, Bernheim einem Mann seinen weit entfernten Sohn erscheinen, dessen Erscheinung er in stummer Verzückung anschaute.

Eine brauchbare Erklärung liefert der Hypnotismus für das automatische Schreiben spiritistischer Medien. Somnambule sind im Wachen amnestisch für das in Hypnose Erlebte; es kann ihnen aber suggeriert werden, daß sie das Erlebte nach dem Erwachen automatisch niederschreiben. Sie schreiben Erinnerungen aus der Hypnose nieder, ohne nach beendetem Schreiben davon zu wissen, wenn man ihnen nicht die Erinnerung weckt. Meistens freilich geschieht das automatische Schreiben der Medien nicht einmal im Trancezustande, sondern es ist, wie bei Familienséancen meistens üblich, einfach ein mechanisches Herunterschmieren alles dessen, was dem Medium gerade in den Sinn kommt, denn es steht in den Schriftstücken nie etwas darin, was nicht schon im wachen Gedächtnis vorhanden gewesen wäre, wobei höchstens gesteigerte Erinnerungsfähigkeit (Hypermnesie) für längst Vergessenes bestehen kann.

Sogenannte „wissenschaftliche Experimente" von Mystikern sind stets mit großem Argwohn zu beurteilen, denn es sind in der Regel nur ein paar Versuche unter wohlgefälligen Bedingungen und bezwecken meistens nur das nachzuweisen, wovon der Experimentator schon vorher überzeugt ist; sie stehen also von vornherein unter dem Einfluß von Autosuggestionen, welche die kühle Wahrnehmung der Verhältnisse und das Aussinnen von Versuchsbedingungen sehr beeinträchtigen, dagegen Illusionen und Urteilsfälschungen begünstigen.

Auf einem anderen Blatt steht Telepathie und Hellsehen, also das Innewerden von Gedanken oder Vorgängen, welche zeitlich und räumlich von der Person entfernt sind. Für beide Erscheinungen liegen eine ganze Reihe ziemlich glaubwürdiger Berichte vor, so daß man ihr tatsächliches Vorkommen nicht a priori verneinen darf, wenn man auch bis jetzt noch keine experimentell standhaltenden Bedingungen für sie gefunden hat. Daß solche Beweise schwerer sind als Hypothesen, beweisen die vielen im Grunde recht simpeln Theorien, welche mit Hilfe allerlei moderner Strahlungen die Fernwirkungen erklären wollen. Selbst ernst zu nehmende Gelehrte denken sich, daß das hypnotisierende Gehirn „Elektronen aussende", welche direkt ohne Sinnesorgane das überempfindliche Hirn des Trägers treffen und dort dieselben Ideenkomplexe anregen; das klingt gelehrt, ist aber, bei kritischem Lichte besehen, barer Unsinn.

Suggestion und Kunst.

Braid erzählt von einem jungen Mädchen, welches in Hypnose Lieder der Jenny Lind nachsang, obwohl es im Wachen nicht musikalisch war, und erklärt dies Wunder durch Gehör und Musiksinn: Also ein Vorbild der Trilby. Aus schon genannten Gründen halte ich aber diesen Bericht für unkritisch. Auch in tiefster Hypnose können keine Fähigkeiten geschaffen werden, welche nicht im Wachen vorhanden sind. Höchstens Steigerung der Sinnesempfindlichkeit, der Erinnerungsfähigkeit, der Konzentration, der Versetzung in Phantasiezustände läßt sich im Somnambulismus erreichen.

Vor vielen Jahren brachte der Trilby-Roman die Frage nach dem Verhältnis zwischen Suggestion und Kunst in regeren Fluß. Auch wir wollen ihm einige Betrachtungen widmen. Zunächst müssen wir unterscheiden, ob die Suggestionserscheinungen dabei eine passive oder aktive Rolle spielen. Eine passive Rolle spielen sie bei allen Kunstdarstellungen, welche Suggestionsäußerungen zum Gegenstand der Darstellung haben, eine aktive Rolle können sie bei Künstlern und Kunstgenießenden spielen.

Was die passive Rolle anlangt, so hat vor ca. 30 Jahren Emil Franzos eine Enquete bei einer Reihe namhafter Forscher veranlaßt über ihre Meinung von Suggestion und verwandten Erscheinungen, besonders hinsichtlich ihrer dichterischen Verwendbarkeit („Deutsche Dichtung", 1. November 1890). Die Lektüre dieser Zusammenstellung ist höchst interessant. Dubois-Reymond z. B., der berühmte Entdecker der elektrischen Nerven- und Muskelströme, hielt die Suggestionswirkung, „wenn es eine gibt, für eine Form der Verrücktheit" und als Gegenstand der Dichtung völlig unbrauchbar. Selbst Helmholtz, ein Gelehrter von genialer Klarheit und Unantastbarkeit, stellt den Hypnotismus noch auf eine Stufe mit Taschenspielerei, gibt aber zu, daß den hypnotischen Erscheinungen ein „Korn von Wahrheit" zugrunde liege. Exner, obwohl sonst ohne Vorurteil und nicht einseitig, meint doch, daß der Wille des Objekts stets die Hypnose verhindern könne. Eine gewisse Unsterblichkeit hat der Standpunkt von Professor Fuchs erlangt: „Er wolle erst dann den Hypnotismus anerkennen, wenn es sich begeben würde, daß ein hypnotisierender Künstler den Professor Helmholtz veranlaßte, sich wie ein schamhaftes Mädchen zu gebärden, oder den Professor Dr. Dubois-Reymond verführte, nach Hundeart zu knurren und eine vorgehaltene Serviette mit den Zähnen zu fassen usw.". Neben so schnellfertiger Ablehnung stehen die vorsichtig zustimmenden Gutachten von Jolly, Forel u. a. Man sieht, wie verschieden der Hypnotismus noch vor ca. 30 Jahren beurteilt wurde. Übereinstimmung aber zeigten alle in der Überzeugung, daß so abnorme und der wissenschaftlichen Forschung noch so bedürftige Erscheinungen kein Gegenstand der Dichtung sein dürften, weil diese das Gefühls- und Triebleben der normalen Seele zum Gegenstand hätten.

Und doch haben, um abnorme Taten zu motivieren, die Dichter aller Zeiten übernatürliche Eingriffe in das Seelenleben dargestellt. In homerischer Zeit sind es die Götter selbst, welche den Menschen ungewöhnliche Entschlüsse eingeben, in der Zeit der großen Tragiker Äschylus und Euripides übernehmen Seher und Orakel die Rolle der impulsgebenden Gewalten; ihre Prophezeiungen gelten als Erfüllung vorherbestimmten Schicksals, welchem der Held blind zum Opfer fällt. (Vgl.

die „Orestie" und die Ödipus-Tragödien.) In einer suggestions-
ähnlichen Form treten die Orakelsprüche, besonders das delphische,
vor und während der Perserkriege auf.

In mythischem Sinne stellt auch Shakespeare ab und zu Einflüsse
dar, welche den Menschen in ein tragisches Schicksal hineinstoßen.
Namentlich Macbeth kann als Opfer der von den Schicksalsschwestern,
den weissagenden Hexen, gegebenen Verheißungen gelten.

> Heil dir, Macbeth, Heil dir, Than von Glamis!
> Heil dir, Macbeth, Heil dir, Than von Cawdor
> Heil dir, Macbeth, der einst König sein wird!

Die letzte Verheißung wird zur Suggestion für sein späteres Handeln.
So glaubt Shakespeare erklären zu müssen, daß Macbeths Herz, obwohl „zu voll von Milch und Menschenliebe, um grad zu gehn",
doch den teuflischen Entschluß faßt, welchen dann allerdings sein er-
barmungsloses Weib beendet, welches selbst erklärt:

> Möcht'st haben, großer Than, ein Ding, das ruft:
> So mußt du's machen, wenn du's haben willst!

Die Vision des Dolches in der Mordnacht erscheint dann geradezu
als eine ephypnotische Halluzination:

> Ist dies ein Dolch, den ich vor Augen schau,
> Den Griff mir zugekehrt? — Komm, laß dich packen! —

Zweifellos geht eine Ahnung geheimer Dinge durch das ganze ungeheure Werk. — Er sieht Banquos Geist beim Bankett, eine durch
die sogenannte Stimme des Gewissens gerufene Halluzination, und
sein Weib begeht somnambule Handlungen.

Im allgemeinen sind die Suggestionserscheinungen gefährliche Stoffe
und nur großen Dichtern praktikabel; kleinere müssen zu barocken Un-
möglichkeiten greifen, um interessant zu wirken, ungefähr so, als wenn
auf der Bühne die Hypnotiseure als schwarzäugige unheimliche Zauberer dargestellt werden, welche ihre Opfer mit Gliederverrenkungen
hypnotisieren.

Wo die Suggestion nun eine aktive Rolle in der Kunst spielt, kann
sie auf den produzierenden, auf den reproduzierenden Künstler und
auf den Rezipierenden, den Kunstgenießer einwirken. Selbstverständlich darf nicht jede, das gemeine Bewußtsein überragende Idee Suggestion genannt werden. Schöpferische Ideen entspringen stets einer
allgemeinen Steigerung seelischen Lebens, Suggestionen stets aus einer

gewissen Einschränkung des Bewußtseins, einer vorübergehenden Minderung geistiger Selbständigkeit, welche der Beeinflussende herbeiführt und für sich benutzt. In diesem Sinne ist ein originellschaffender Künstler sicher kein Suggerierter, wenn auch gelegentlich Autosuggestionen einen Anteil am künstlerischen Schaffen haben. Wie alle phantasievollen Menschen, so ist auch der Künstler suggestibel, aber je origineller und genialer ein Künstler, um so eigensinniger, selbständiger geschieht sein Schaffen.

Anders die reproduktive Kunst. Vor allem scheint vielen der Schauspieler unter den Suggestionen der vorgeschriebenen Rolle zu stehen. Hypnotiseure, z. B. Bernheim, Krafft-Ebing, Schrenck-Notzing u. a., haben ja verschiedentlich die Möglichkeit gezeigt, durch ephypnotische Suggestion die Persönlichkeit in irgendeine andere zu verwandeln, ihr z. B. die Rolle von Bismarck oder Napoleon I. zu suggerieren, welche sie dann mit den zu Gebote stehenden Fähigkeiten ohne Besinnen durchführt. Zweifellos erhält kein so Suggerierter seelische Fähigkeiten Napoleons. Er benimmt sich nur so, wie sich nach seiner Idee Napoleon benehmen würde, und erlebt dabei höchstens eine Art traumhafter Selbsttäuschung; aber wie in manchen Träumen, so lauert auch hier hinter der Illusion, Napoleon zu sein, sein eigenes Selbstbewußtsein. Die Anwendung solcher Experimente auf die Schauspielkunst liegt nahe genug, aber die Erfahrung lehrt anderes. Ich habe noch keinen Schauspieler gesprochen, welcher sich auf der Bühne bewußt gewesen wäre, triebartig unter dem Einfluß einer Suggestion zu handeln. Im Gegenteil, schauspielerische Darstellung ist selbständige Gestaltung auf Grund von Gedächtnis- und Verstandesleistung. Der Schauspieler studiert die Dichtung, lernt die Rolle, studiert die Menschen, welche denen des Dichters entsprechen, und bringt dann die Absichten des Dichters, eventuell mit eigenen erläuternden Zutaten, durch Rede, Gesten und Handlungen zur Darstellung. Dabei ist keine Spur suggestiver Befangenheit im Sinne der Rolle; im Gegenteil muß er jeden Augenblick im geistigen Zusammenhang mit den übrigen Mitspielenden, mit der Regie, mit dem Souffleur usw. sein; er hat aber niemals einen Schein von Bewußtseinstäuschung derart, daß er etwa wirklich Marquis Posa oder Romeo wäre. Was den Anschein der Entrückung oder der Ekstase gibt, sind Äußerungen plastischer Anpassungsfähigkeit und temperamentvollen Ausdrucks.

Wohl aber sind fast alle Schauspielenden sekundären suggestiven

Einflüssen zugängig. Jeder spielt einheitlicher, lebenswahrer, illusions=
kräftiger im Kostüm, im Ensemble und in seinem Milieu. Es gibt
Schauspieler, welche sogar häusliche Proben im Kostüm abhalten. Das
Kostüm suggeriert sie für ihre Rolle, konzentriert ihr Bewußtsein auf
ihre Rolle und schaltet störende Nebeneinflüsse aus. Noch mehr wirkt
in diesem Sinne Milieu, Szenerie u. dgl.

Paradiesisch üppig aber gedeihen Suggestionen im Felde des Kunst=
genusses und Kunstverständnisses. Jeder Kunstgenießende steht
unter dem Einfluß aufgenommener Ideen, welche sein Kunstfühlen
und Kunsturteil nach Art von Suggestionen beherrschen. Ist schon
die Kunstmode, die ästhetische Gegenwartschätzung, eine außerordent=
lich schwankende — eine Epoche verehrt Raffael, die andere Rembrandt,
wieder eine andere Velazquez als größten Maler —, so bilden sich in
den einzelnen Epochen wieder besondere Gruppen und Unterströmungen,
welche sich gegenseitig ihr Wohlgefallen suggerieren, hier eine Gruppe
von Idealisten, dort von Realisten, dort wieder von Impressionisten;
der einen gilt Mozart, der anderen Brahms, einer dritten Strauß als
höchste Musik, und sie hat tatsächlich nur ungetrübten Genuß beim An=
hören ihres Heiligen. Das kunstgenießende Publikum aber, dessen
ästhetisches Wohlgefallen weder durch eingeborenes Fühlen noch durch
selbständiges Urteil bestimmt wird, läßt sich wie ein Schifflein von
suggerierten Strömungen treiben; d. h. von gehörtem oder gelesenem
Lob oder Tadel. Besonders willig folgt unser weibliches Publikum
ästhetischen Suggestionen. Da soll z. B. eines Tages der Pianist Soundso
auftreten. Erst kommen kurze Notizen, dann längere Berichte, dann
verheißungsvolle Ankündigungen, dann ästhetisch ausgreifende Aufsätze,
vorher Besprechungen auf Gesellschaften, endlich das Auftreten. Das
Publikum geht mit den Suggestionen „meisterhaftes Spiel, glänzende
Technik, kongeniale Wiedergabe" hinein, und es hört meistens das, was
ihm suggeriert wurde, übersieht eventuelle Schwächen, klatscht rasenden
Beifall usw. Würden die Suggestionen entgegengesetzt ausgefallen sein,
so würde dasselbe Spiel bei den meisten kritische Betrachtungen her=
vorgerufen und evtl. Kälte hinterlassen haben. So aber war seine
Kritik gehemmt, und es kam zu Affektsteigerung im Sinne der Sug=
gestion. Derselbe Prozeß geht vor Bildern vor sich, beim Lesen von
Gedichten usw., beim Anhören von Schauspielern oder Sängern usw.
Absolut selbständig ist natürlich kein Mensch, kann niemand sein, aber
sogenannte selbständige Kunstbeurteilungen sind enorm selten, die

anderen fühlen und urteilen mehr oder minder im Sinne von Suggestionen und brauchen sich deß nicht einmal bewußt zu sein, denn Suggestionen wirken vom Minderbewußtsein aus.

Der großen Masse auch der Gebildeten sind in Kunstdingen Suggestionen nötig, wie ihren Leibern das liebe Brot. Das blamabelste Armutszeugnis für den Kunstverstand gewisser Gebildeter ist die seit Jahren grassierende Kunstseuche, welche man euphemistisch mit den unsinnigen Begriffen Futurismus, Kubismus, Expressionismus oder gar Da=ba=ismus bezeichnet, welche aber in Wirklichkeit nichts weiter ist als eine Abkehr talentloser Gernegroße von allem, was bisher edelsten Geistern als gestaltungswürdig und kunstgemäß galt, die dreisteste Negation alles dessen, was bisher auf den hohen Namen Kunst Anspruch erhob. Seit allerdings auch die Kunst ein Gegenstand der Mode, seit Bilder Handelsobjekte der Kunstbörse geworden sind, ist es kein Wunder, daß auch der Kunstgenuß periodischer Wandlungen bedarf und daß in Zeiten des Verfalls aller Traditionen die verworrensten Pinseleien als ernste Offenbarungen ausdrucksbedürftiger Ingenien bestaunt werden, — einzig, weil die moderne Kunstschreibergilde es versteht, die angeblich „seelischen Werte" dieser Sorte von Malerei der Menge immer wieder mit halbverständlichen Phrasen zu suggerieren.

Massensuggestion.

Theater und Konzertsaal bieten übrigens die schönste Gelegenheit, die Wirkung der sogenannten Massensuggestion zu studieren. Jeder Mensch läßt sich leichter hypnotisieren, wenn er Hypnosen anderer gesehen hat. Namentlich Kinder nehmen mitunter derart Anteil, daß mir ab und zu schon Kinder eingeschlafen sind, während ich andere hypnotisierte, und diese Übertragbarkeit der Suggestionen — man kann es psychische Induktion nennen — zeigt sich auch im Wachen. Wenn in einer Schar Mädchen eines lacht, so übt das noch keine besondere Wirkung auf die nicht zum Lachen geneigten aus; wenn aber zwei und drei lachen, schon mehr, und je mehr lachen, um so sicherer fallen auch die übrigen ein. Je mehr Passagiere auf einem Schiffe seekrank sind, um so suggestibler wirkt dies Beispiel auf die sonst nicht „zur Übergabe" geneigten. Wie nun eine Magnetnadel um so stärker abgelenkt wird, je häufiger ein elektrischer Strom sie umkreist, so wirkt eine Suggestion um so packender, je mehr Menschen ihr be=

reits unterliegen — annähernd gleiche Disposition bei allen vorausgesetzt.

Vor allem haben die dem Schiffbruch unseres Vaterlandes folgenden revolutionären Bewegungen in Deutschland massenpsychologische Rätsel gestellt. Der physische nnd moralische Zusammenbruch unseres Heeres, die Flucht zur Heimat, die Begeisterung zur Republik, die Nebenströme der bolschewistischen Bewegung bei uns, die politischen Kämpfe, die Massendelirien der ersten Monate wurden nur dadurch möglich, daß geschickte Demagogen seit langem schwälende Erregungen der Massen benutzten, um unreife Ideen in jähe Entschlüsse umzusetzen. Das Schlagwort der Massensuggestion wurde allenthalben zur Erklärung aufgerufen.

Es fragt sich deshalb, ob auf unorganisierte oder organisierte, planlos oder planvoll versammelte Massen die allgemeinen Grundsätze der Suggestion Anwendung finden, vor allem ob eine Masse an sich suggestibler ist als der einzelne. Zunächst fragt sich, ob Gruppen, Haufen oder Massen nur Summen von einzelnen Personen bilden (Spencer) oder ob, wie es Wundt lehrt, „sie Adaptate sind, stets mehr als die Summe ihrer konstituierenden Mitglieder"; und weiter fragt sich, ob eine zu psychologischer Einheitsbildung strebende Masse andere (höhere oder mindere) Eigenschaften entwickelt als der einzelne; ob etwa der Italiener Sighele Recht hat, wenn er behauptet (1898), daß stets, wo Menschen zusammenlaufen, eine intellektuelle und moralische Niveausenkung eintritt.

Zweifellos lehrt Selbstbeobachtung, aus der Schulzeit, aus studentischen Vereinen oder Versammlungen, von sportlichen Veranstaltungen her, vom Theater, von Vereinen, aus Straßen- oder politischen Versammlungen, daß die seelische Verfassung eines Menschen sich ändert, wenn er Teil einer Menschenmasse wird. Wir fühlen uns dann Mensch unter Menschen und, je mehr wir äußerlich oder innerlich den anderen gleichen, sei es an Kleidung (z. B. in militärischer oder sportlicher Uniform) sei es an Jahren unter Altersgenossen, sei es an Bildung unter Berufsgenossen, sei es an Ansichten oder Absichten in politischen Versammlungen, umsomehr entwickelt sich geistige Wechselwirkung. — Unwillkürlich gleiten Gedanken und die beobachtenden Sinne in dieselbe Richtung, die Aufmerksamkeit spannt sich in gleicher Weise, wir sind bereit zu gleichen Wahrnehmungen, gleichen Auffassungen, und dieselben Gefühle fangen an, uns zu erregen. In welchem Maße die einzelnen seelischen Eigenschaften in Gruppen oder Massen sich ändern, ist erst in den letzten Jahrzehnten Gegenstand psychologischer Untersuchungen gewesen (Le Bon, Sieber u. a.). Besonders Moede hat verschiedene einfache seelische Leistungen im Einzel= und Gruppenversuch durchgeführt: Während die Sinnesempfindlichkeit bald sich steigert, bald vermindert war, zeigte die Schmerzempfindlichkeit des einzelnen in einer Menge entschiedene Herabsetzung; Arbeiten, welche Konzentration und Aufmerksamkeit verlangen, wurden in Gruppen zwar wortreicher geleistet, aber in geringerer Qualität. Die mechanischen Gedächtnisleistungen waren etwas gesteigert, die Assoziationen erfolgten einheitlicher und mehr auf äußere als innere Zusammenhänge gerichtet. Freie Assoziationen (Schreiben über ein Thema) wurden zwar zahlreicher geliefert, aber auch minderwertig, und ebenso folgten Wahlassoziationen zwar fließender, aber auch fehlerhafter. Entschiedene Hebung dagegen zeigten Bewegungen und Willkürhandlungen; sie geschahen in der Masse schneller, aber weniger überlegt. Kurz — fast alle Leistungen waren im ausgleichenden Sinne beeinflußt. Also eine Bestätigung der allgemeinen Erfahrung, daß der Mensch in der Masse kritikloser, beweglicher, handlungsbereiter und affektiv gleicher gerichtet ist. Dieses Verhalten erklärt denn auch die bisweilen recht weitgehende assoziative und apperzeptive Angleichung, und erklärt vor allen Dingen auch die Suggestionsbereitschaft. Denn wenn Suggestion direkte seelische Beeinflussung bedeutet auf abgekürztem (paralogischem) Wege, und wenn die Bedingungen dazu Kritiklosigkeit, Affektausgleichung und Suggestionsbereitschaft sind, so ist die Suggestibilität einer Masse fraglos größer als die des einzelnen in völliger geistiger Freiheit. Wer deshalb die Erwartungen der Menge zu nützen, ihre Affekte zu richten und anzuregen, ihre Verstandeskräfte zu schonen weiß, wird stets suggestiver Wirkung sicher sein, dem wird die Masse folgen wie die Heerde einem Leittier, wie z. B. in Zeiten der Revolution geschickten Demagogen oder zu Zeiten religiöser Bewegungen ihrem Propheten. Die ungeheueren Leistungen stürmender Massen, die Begeisterung mittelalterlichen Kreuzfahrer, die Tanzepidemien von St. Vitus und St. Johannes, die gelegentlichen Massenhalluzinationen bei Prozessionen, überhaupt die zahlreichen religiösen Massenerlebnisse; alle diese Erscheinungen sind gewaltige Suggestionswirkungen auf besonders suggestionsbereitem Boden. Für die bisweilen enorme Kritiklosigkeit abgestimmter Massen sind die Kriegserlebnisse in Freund= und

Feindesland beweisend; vom geheimnisvollen Auftauchen gespenstischer Luftschiffe, von Spionen und Autos, bis zu den Kinoaufnahmen der Greuel in Belgien. Besonders letztere sind ein glänzender Beweis für die blöde Kritiklosigkeit französischer, englischer und amerikanischer Massen. Selbst wenn die unseren Soldaten schamlos angedichteten Greuel in Belgien wirklich passiert wären, welche militärische Behörde wäre so blödsinnig gewesen, sie kinematographisch zu verewigen, abgesehen davon, daß Zeit und Gelegenheit dazu gefehlt hätte. Selbst solch simple Kritik lag dem Publikum in Feindesland fern.

Wie blind verheerend Ideen werden können, die sich nach Art von Suggestionen in einer Masse ausbreiten, zeigen die häufigen Massenpaniken, denen schon viele Hunderte und Tausende zum Opfer gefallen sind. Die Paniken beim Untergang von Schiffen, bei Bränden in Theatern oder Warenhäusern (Wiener Burgtheater, Pariser Bazar) bis zu jenem entsetzlichen Unglück auf dem Chodynskifelde bei Moskau, an dem ca. 3000 Menschen zu Tode getrampelt wurden. Je ungebildeter eine Masse ist, um so wirkungsvoller werden derartige Furcht oder Wunsch weckende Suggestionen einschlagen, besonders wenn sie immer wieder in die Gehirne eingehämmert werden. Wie unter solchen Umständen politische Umwälzungen zu pathologischen Produkten führen können, zeigt ja in gigantischer Größe das heutige Rußland oder vielmehr der Trümmerhaufen des heutigen Rußlands. Mit Hilfe von methodischen Furcht- und Wunschsuggestionen, mit Terror und Verheißung haben die heutigen Machthaber das ehemals an Menschen, Rohstoffen und Produkten so reiche Rußland zugrunde regiert.

Dieses Verständnis der Suggestion im gesellschaftlichen und politischen Leben der Völker zeigt uns aber auch das oberste Heilprinzip bei politischen oder wirtschaftlichen Krankheitszuständen; daß nämlich die Wirkungen von Massensuggestionen nie mit vornehmer Zurückhaltung, mit Moral, Vernunft und Logik, sondern nur durch gegensinnige Affekterregung und Gegensuggestionen auszuschalten sind. Die Anwendung dieses Grundsatzes im einzelnen freilich ist Sache demagogischen Geschicks und der Taktik.

Die sogenannte tierische Hypnose.

Da die augenfälligste Erscheinung menschlicher Hypnose der Bann des Willens ist, so ist begreiflich, daß man ähnliche Erstarrungsphänomene bei Tieren seit längerem als tierische Hypnose bezeichnete. Populär wurde diese Erscheinung zuerst durch den Jesuitenpater Athanasius Kircher, dessen 1660 beschriebenes „Experimentum mirabile" darin bestand, daß er ein Huhn durch Niederdrücken und Vorziehen eines Kreidestriches in der Verlängerung seines Schnabels bewegungslos machte. Die Priorität dieser Entdeckung gebührt freilich Daniel Schwendter, Professor an der ehemalig fränkischen Universität Altdorf, welcher es schon 1636 beschrieb. Kircher hat es populär gemacht und kurioserweise als Wirkung der Einbildungskraft des Tieres gedeutet. Systematische Erforschung ähnlicher Erscheinungen begannen aber erst, seit Ochorowicz, Czermak, Preyer u. a. vor ca. 50 Jahren zeigten, daß hypnoseähnliche Zustände sich bei verschiedensten Tieren hervorrufen lassen, bei Enten, Gänsen, Schwänen, Tauben, Zeisig, Kanarienvogel, Sperling, Pfau, Rebhuhn, ferner bei Meerschweinchen, Hund, Kaninchen, Katzen, Pferde, Affen. Sie alle lassen sich in Erstarrung bannen, wenn man sie unerwartet in eine ihrem sonstigen Dasein widersprechende, d. h. völlig ungewohnte oder hilflose Lage bringt. Wenn wir also ein Tier, z. B. Huhn, Singvogel, Kaninchen, Frosch o. a. fassen, auf den Rücken legen und eine kurze Weile festhalten, so bleibt es (fast) regungslos liegen, bis es — nach einigen Minuten — durch genügend starke innere und äußere Sinnesreize zu Korrektur- oder Fluchtbewegung veranlaßt wird. Selbst ein so unruhiges und bewegliches Tier wie der Affe — „ein kleiner Makak, ließ sich durch Festfassen der Beine mit einem Ruck in Rückenlage herumdrehen, wobei er einen kurzen Schrei ausstieß; dann aber mit in die Luft ragenden Beinen liegen blieb, ohne seine unbequeme Lage zu korrigieren" (Mangold). Ähnliche Medien wurden nun durch verschiedene Physiologen in fast allen Tierklassen festgestellt, denen wir eine gewisse Spontaneität (Willkür) der Bewegungen zuschreiben; also nicht nur bei Vierfüßlern, nicht nur bei Vögeln, sondern auch bei Amphibien, Reptilien, und sogar bei Insekten. Danilewski hat Krokodile, Verworn eine Brillenschlange kataleptisch gemacht (nach Art indischer Zauberer).

Solch allgemeiner motorischer Hemmungszustand sieht — zumal dabei auch allgemeine Erhöhung des Muskeltonus und Herabsetzung der Empfindlichkeit nicht fehlt —, der hypnotischen Katalepsie des Menschen so ähnlich, daß ich keinen Grund sehe, ihn nicht als tierische Katalepsie zu bezeichnen. Ob er aber, wie Czermak, Danilewsky,

Heidenhain, und von den Heutigen vor allem Mangold wollen, tierische Hypnose zu nennen ist, nur weil Katalepsie ein Symptom des zweiten Stadiums der Hypnose bildet, bezweifle ich, solange nicht triftigere Beweise vorliegen. Denn zunächst sind es doch nur Zustände mit Merkmalen der Katalepsie, wie sie bei Mensch und Tier auch außerhalb der Hypnose und nicht suggeriert vorkommt: Bei Menschen in vielen Zuständen cerebraler Hemmung oder Minderung, bei Katatomie (Spannungsirresein) in der Idiotie, bei Hysterischen und sogar im natürlichen Schlaf als „kataleptischer Halbschlaf (Seite 73). Beim Tier sind sie — das nimmt wohl auch Mangold an — identisch mit jenem in der kleineren durch Räuber gefährdeten Tierwelt so verbrei)teten Schutzreflex, welcher als Totstellung (auch tierischer Scheintod besonders bei Krebsen, Käfern und Spinnen bekannt ist. Man braucht viele Käfer nur mit dem Fuß an- oder umzustoßen; sofort bleiben sie starr liegen oder stehen, d. h. sie stellen sich tot, wie man sagt, sowohl um nicht durch Bewegungen aufzufallen als auch um Raubtieren, welche tote Beute meist verschmähen, nicht mehr lebendig zu erscheinen. Das Resultat solcher Hemmung aller Motilität ist eben der kataleptische Zustand, totähnlich und doch vermöge Tonuserhöhung im erhöhten Maße bewegungsbereit, sobald Nötigung zur Flucht eintritt. Trotzdem aber ist diese Katalepsie kein schlafähnlicher Zustand, denn im Schlaf sinkt der Muskeltonus, und der Schlaf hat eine bestimmte periodische Dauer. Speziell ist es kein hypnotischer Schlaf, weil der Rapport, d. h. Suggestibilität, fehlt.

Gerade die in Mangolds sorgsamer Studie hervorgehobenen Merkmale, das Vorkommen der Katalepsie auch bei großhirnlosen Vögeln und Säugetieren (ähnlich verblödeten Menschen), ihre Erzeugung durch Schock, und vor allem ihre Abnahme bei Wiederholung, gerade das sind doch sehr wesentliche Abweichungen von der Hypnose. Ich stelle die Unterschiede zwischen tierischer Katalepsie und menschlicher Hypnose noch einmal tabellarisch zusammen.

Katalepsie:	Hypnose:
1. Erzeugung durch Schock.	1. Erzeugung durch Suggestion (Vorstellung).
2. Spontane Lösung nach kurzer Zeit.	2. Nichtspontanes Erwachen, es sei denn aus angeschlossenem Schlaf.
3. Nur motorische Hemmung.	3. Mittelphase zwischen Somnolenz und Amnesie.

Katalepsie:	Hypnose:
4. Vorkommen auch bei Großhirnlosen.	4. Bei verblödeten Menschen wohl Katalepsie, aber keine Hypnose.
5. Bei Wiederholung sich verringernd oder schwindend.	5. Bei Wiederholung tiefer werdend.
6. Schon bei eben erst Geborenen möglich.	6. Hypnose erst von höherer Intelligenzstufe an (vom 5.—6. Jahr an).

Auch die Tatsache, daß, wie auch ich fand, höhere Säugetiere, wie Hund und Katze, schwer kataleptisch werden, Gliedertiere dagegen außerordentlich leicht, spricht gegen die Identitätshypothese. Nach W. Schleip und P. Schmidt ist sogar bei Stabheuschrecken die Katalepsie so leicht und häufig, daß sie hier fast als physiologischer Lebenszustand zu gelten hat.

Ein der menschlichen Hypnose analoger Hemmungs- und Dissoziationszustand mit Entwicklung verschiedener Phasen und ständigem Rapport für den Hypnotisierenden würde dagegen auch eine dem Menschen ähnliche Hirnverfassung voraussetzen. Ob bei höheren Tieren suggerierte Schlafzustände durch beruhigende Prozeduren oder durch allmähliche Dressur erreichbar sind, müßten weitere Beobachtungen lehren. Sehr merkwürdig ist in diesem Sinne die von Mangold berichtete Mitteilung von Ochorowicz, daß er ein unbändiges Pferd durch Fixieren und Reiben der Stirn (also ähnlich der alten Charcotschen Technik) zum Schlaf brachte; das würde allerdings eine tierische Hypnose bedeuten. Die aber sonst als tierische Hypnose bezeichneten und oben besprochenen Zustände zeigen eben nur ein Symptom der Hypnose auf tierischer Stufe und verdienen m. E. nach nur den Namen tierische Katalepsie.

Suggestion und Erziehung.

Die offizielle Pädagogik bringt im allgemeinen der Suggestionslehre ungenügendes Interesse entgegen; sogar heutzutage, wo Anerkennung einer gewissen Lebens- und Persönlichkeitsberechtigung auch bei Schulkindern doch den Gedanken nahelegt, daß alle Erziehung nicht auf Gehorsamsdrill oder Gedächtnisdressur hinausläuft, sondern auf Entwicklung eines geistigen Organismus in bestimmter durch Anlage und die Gesetze des Lebens gegebenen Richtung. Man sollte meinen, die Suggestion müßte ein Mittel zu direkter Beeinflussung in dem erzieherischen Sinne an die Hand geben. Darauf läßt sich allerdings erwidern, keine suggestiblen, sondern unbeeinflußbare Charaktere sollen geformt werden. Demgegenüber gelten aber folgende Erwägungen: Erstens sind alle Menschen beeinflußbar und behalten diese Beeinflußbarkeit selbst nach der besten Schule und im allgemeinen ohne Nachteile für ihr Leben. Zweitens sind Kinder besonders leicht zu beeinflussen und evtl. zu suggerieren: wie wir besprochen haben. Drittens würden pädagogische Suggestionen, wenn überhaupt zweckmäßig angewendet, nur günstig wirken können, da jede Suggestion nicht nur bestimmte Veränderungen positiv hervorrufen, sondern auch zugleich andere Einflüsse hemmen kann, welche ihr entgegenwirken. Beispiele werden die Sachlage sofort erklären. Bekanntlich haben sehr viele Kinder Gewohnheiten an sich, welche, durch Nachlässigkeit oder Nachahmung entstanden und von gedanken- oder sorglosen Eltern nicht beachtet, allmählich, namentlich bei neuropathischen (nervös veranlagten) Kindern, krankhafte Formen annehmen, d. h. eine solche Stärke und Häufigkeit, daß sie, trotz sogenannten guten Willens, nicht mehr unterdrückt werden können. Die Impulse dazu sind in das Unterbewußtsein eingedrungen und dort dem bewußten Vorsatz nicht mehr zugänglich. Zu solchen Gewohnheiten gehören Grimassenschneiden, Stottern, Gliederzucken, Nägelkauen, Zerreißen oder Zerpflücken, Lügen, Stehlen und sexuelle Unarten. Solange das noch Angewohnheiten sind, sind sie durch freundliche Ermahnungen, durch Strafandrohungen oder durch Auseinandersetzung ihrer schädlichen Wirkungen zu bekämpfen. Wenn sie hingegen auf angeborener krankhafter Anlage beruhen oder zwangsmäßige Formen angenommen haben, nützt moralische Behandlung nicht mehr; wohl aber sind sie dann durch hypnotische Suggestion beeinflußbar. Hypnotisierende Ärzte haben von Nägelkauen, Masturbation, Lügen, Stehlen Kinder geheilt, bei denen weder Freundlichkeit noch Strafe, weder pädagogische noch andere Mittel genützt hatten. Der hypnotischen Suggestion gelingt es, die Krankheitsantriebe im Unterbewußtsein zu fassen und zu unterdrücken. Auch gegen andere Unarten oder Angewohnheiten, welche der Pädagogik nicht mehr zugängig sind, ließe sich die Suggestion erzieherisch verwenden.

Selbstverständlich sind nicht alle seelischen Fähigkeiten suggestiver Einwirkung zugängig. In erster Linie sind es Störungen des Trieb- und Gefühlslebens sowie der Aufmerksamkeit, während reine Intelligenzleistungen, Auffassung, Gedächtnis, Begriffs- und Urteilsbildung suggestiv nur beschränkterweise und in besonderen Bewußtseinszuständen zu beeinflussen sind.

Suggestion und Krieg.*)

Es könnte scheinen, als wenn der Krieg, eine Entfaltung brutalster Kräfte, und die Suggestion, ein Widerspiel feinster geistiger Regungen, nicht viel miteinander zu tun hätten; und doch hat der zwischen der zweiten und dritten Auflage entbrannte Weltkrieg unsere Lehre zu intensiver Wiederbelebung geführt und unsere Anschauungen über sie in verschiedenen Richtungen wesentlich erweitert; und das sind vor allem 1. die Suggestion in der Politik, speziell als Mittel feindlicher Einkreisungspolitik, 2. die Suggestion in der Kriegsmythomanie, 3. die erhöhte Suggestibilität der Soldaten und 4. die Suggestion als Heilmittel gewisser Kriegsneurosen.

Die konsequente Anwendung von Verleumdungen wider besseres Wissen ist seit der zielbewußten Entwicklung englischer Weltherrschaftsgedanken, also seit mehr als 100 Jahren, ein Hauptmittel besonders der englischen Presse zur Erreichung politischer Zwecke gewesen. Es werden — das Verfahren ist immer das gleiche — über den Machtkonkurrenten zunächst Verdächtigungen ausgestreut und in möglichst verschiedenen Blättern so lange wiederholt, bis bei den auf englanddienliche Interessen eingestellten Lesern alle kritischen oder korrigierenden Gegenvorstellungen gehemmt oder unterdrückt sind. Diese imputierten Verdächtigungen liegen — und das stellt die Suggestionsbereitschaft des englischen oder englisch orientierten Publikums her — stets in der von England selbst begehrten Richtung. Wenn England Absichten hatte, sich am Euphrat festzusetzen oder persische Petroleumquellen in seine Hand zu bekommen, so dichtete es Deutschland diese Pläne an. Wenn es Interessen an marokkanischen Erzgruben zu konstruieren galt, schlug es gegen fingierte deutsche Pläne Alarm. Solche Gerüchte wurden dann systematisch in allen Ländern verbreitet, die ihm bündnisfähig gegen Deutschland erschienen, und Schläge immer in dieselbe Kerbe wirken schließlich mit der Kraft oft wiederholter Suggestionen. Ja, gerade der Widersinn solcher Behauptungen förderte den Überraschungseindruck auf den Adressaten, wobei der Brite als geriebener praktischer Psycholog meisterhaft verstand, die Suggestionsbereitschaft der Völker, je nach ihren Ambitionen, auszunutzen.

Ins Groteske wuchs aber das Schmähregister der englischen und

---

*) Obwohl veraltet, doch als Erinnerung beibehalten.

der mit englischem Geld bezahlten fremden Presse seit Beginn des Kriegs. Von der Absicht Deutschlands, die Schweiz zu annektieren bis zu den Schauermären, daß in Deutschland Leichen ausgebraten würden, um deren Fett zu gewinnen, oder daß deren Haut zu Leder vergerbt würde, gab es keinen Widersinn, keine Rohheit, die nicht jenseits des Kanals und der Vogesen verbreitet und von der kritiklosen Lesermasse angenommen wurde.

Aber selbst bei uns Verständigen wurde bei Beginn des Krieges durch Affekt und Phantasie=Erhitzung die Suggestibilität in unsinniger Weise gesteigert. Das Unmöglichste wurde kritiklos angenommen und verbreitet. Hier in Hamburg erzählte man schon wenig Wochen nach Kriegsbeginn, daß das Hauptpostgebäude unterminiert sei und daß ein geheimer Gang bis in das Dienstbotenzimmer eines benachbarten Hauses führe, daß ein an Südafrikaminen interessierter Großkaufmann auf dem Dache seines Hauses eine drahtlose Station errichtet und eine Funkspruch=spionage mit unseren Feinden unterhalten, aber ertappt, Selbstmord verübt habe. Diese und viele andere waren lehrreiche Beispiele für die suggerierende Kraft gewisser Gerüchte, denen die heißhungrige Phantasie erhitzter Patrioten breite Wege geöffnet hatte, obwohl kritische Überlegung ihre Unwahrscheinlichkeit leicht hätte erweisen können.

Eine dritte eigentümliche und uns vielfach überraschende Erscheinung war die ungemein gesteigerte Hypnotisierbarkeit unserer Soldaten. Während die männliche Zivilziffer der Hypnotisierbarkeit im Frieden (im 3. und 4. Lebensjahrzehnt) etwa 90% beträgt, wovon etwa ein Drittel amnestisch schlafen, brachte der Krieg die überraschende Entdeckung, daß fast jeder Soldat zu hypnotisieren ist, wenn nicht gewisse unterbewußte Hindernisse in Form von Wunsch oder Furcht entgegenstehen. Und davon sind die Hälfte bis $3/4$ amnestisch einzuschläfern. Diese auffallend häufige und tiefe Hypnotisierbarkeit des Soldaten hängt mit der eigentümlichen Änderung zusammen, welche die militärische Disziplin alsbald in der individuellen Reaktionsweise des einzelnen bewirkt — und bewirken muß, wenn jene ungeheure Opferwilligkeit und Stoßkraft erzielt werden soll, welche die beispiellosen Siege deutscher Heere ermöglichte.

Nichts liegt mir natürlich ferner als Heldentum durch Suggestibilität zu erklären oder die tiefen sittlichen Quellen zu verkennen, welche den Opferstrom unserer Heere speisten. Aber ich möchte als Nebenwirkung des soldatischen Drills begriffen wissen, daß beim Eintritt in militärische Verbände die persönlich reflektierende Stellungnahme zu Vorschriften und Befehlen zurücktritt gegenüber der Automatisierung der Einzelkräfte. Der Soldat muß sich der Autorität seines Vorgesetzten widerspruchslos unterordnen; er muß jeden Befehl sofort ideoplastisch auffassen, mit allen seinen Kräften zu realisieren versuchen und bereit sein, nicht nur alle Momente zu hemmen, die seiner Ausführung widerstehen, sondern auch die ganze Findigkeit seines Intellekts in den Dienst der eingegebenen militärischen Idee zu stellen. Folge dieser militärischen Psychodynamik ist die Erscheinung, daß gegebene Befehle um so zündender wirken, je suggestiver sie gestaltet werden: und weiterhin die allgemeine Steigerung der Suggestibilität besonders militärisch graduierten Autoritäten gegenüber.

Diese Wirkung dienstlicher Erziehung bereitet aber auch andererseits, den Boden vor für die Heilung von Nervenleiden, welche dieser Krieg in zunächst überraschend großer Zahl hervorgebracht hat — nämlich der sogenannten Kriegshysterie. Außerordentlich wie die räumlichen, zeitlichen und energetischen Ausmaße dieses ungeheueren Ringens, sind auch seine Wirkungen. Und besonders die früher ungekannten Massenverwendungen von Explosivwaffen, von Granaten, Minen, Bomben übten auf das Nervensystem derart erschütternde Wirkungen aus, daß besonders labile Systeme nicht selten mit langdauernden krankhaften Reizzuständen darauf reagierten. Krampfanfälle, Zittern, Gliederzuckungen, bisweilen der heftigsten und bizarrsten Art, wurden nicht selten an Soldaten beobachtet, welche durch Minen, Granaten oder Explosionen von Fliegerbomben entweder verschüttet oder aus nächster Nähe betroffen wurden. Diesen heftigen und hartnäckigen hysterischen Reaktionen gegenüber wurde, entsprechend den Friedenserfahrungen, in der Hypnose ein Mittel gefunden, welches diese Zustände schnell und oft in einer einzigen Hypnose zu beseitigen vermochte. Besonders die glücklichen und eindrucksvollen Erfolge Nonnes im Eppendorfer Lazaret haben selbst alten Gegnern die Augen geöffnet über die wundervolle Heilkraft, welche durch energische und zielbewußte Suggestiv-Therapie erreicht werden können.

So hat der Januskopf unseres Problems gerade im Krieg nach beiden Seiten hin Belehrung und Segen gebracht und erfahren. Was ich im knappen Raum weniger Seiten darüber sagen konnte, möge als Hinweis und Anregung, nicht als Ausführung gelten.

Schluß.

Mit den vorausgegangenen Betrachtungen ist das ungeheure Wirkungsbereich suggestiver seelischer Faktoren keineswegs erschöpft. Sie sollten auch keine Detailstudien, sondern nur Anregungen für denjenigen geben, welcher die Suggestivwirkungen in verschiedenen Formen des Lebens selbst erfassen will; z. B. habe ich die Wirkungen der Suggestion in der Politik, im Geschäftsleben, im Reklamewesen, in gewissen religiösen Erscheinungen nicht berührt und auch die in den abnormen Äußerungen des Völkerlebens zutage tretenden nur gelegentlich erwähnt. Alles das würde umfangreichere Darstellungen erfordern. Wer sich z. B. für die Rolle der Suggestion in Mystik und Aberglauben interessiert, wird in Stoll: „Suggestion und Hypnotismus im Völkerleben" oder bei Lehmann: „Aberglauben und Zauberei" große und interessante Anregungen finden.

Gerade aber letztgenannte Bücher legen eine wichtige Mahnung nahe, mit der ich dieses Heft schließen möchte; nämlich die, nicht allen und jeden ungewöhnlichen seelischen Vorgang als Suggestion zu bezeichnen und dadurch den fruchtbaren Begriff der Suggestion zu einem verwaschenen Gebilde zu machen. Was wir über die Suggestion besprochen haben, ihre Form, in der sie gegeben wird, die notwendigen Beziehungen zwischen einem Suggerierten und einem Suggerierenden, die besondere Seelenlage des Suggerierten, welche erst das aktive Eindringen der Suggestion ermöglicht, endlich ihre eigentümlichen Wirkungen auf sinnliche Erinnerungsbilder, Handlungen, Urteile, Gefühle usf., alles das gehört zum Begriff der Suggestion und trennt sie zugleich von seelischen Vorgängen, wie Einbildung, Begeisterung, Intuition, Leidenschaft, Angewohnheit v. a., welche leider noch zu häufig mit ihr vermengt werden. In diesem Sinne wird Suggestion ein für die moderne Kultur praktisch und theoretisch gleich wichtiger Begriff bleiben.

Wichtigste Literatur.

Mesmer, Mémoire sur la découverte du magnetisme animal. Paris 1779. — Braid, Der Hypnotismus. Deutsch von Preyer. — Liébault, Schlaf und analoge Zustände. Paris 1866. — Gilles de la Tourette, L'hypnotisme et les états analogues. Deutsch. Hamburg 1889. — Bernheim, Neue Studien über Hypnotismus. Deutsch von Freud. Wien 1892. — Bernheim, L'hypnotisme et la suggestion. Nancy 1897. — Lehmann, Die Hypnose und die damit verwandten normalen Zustände. 1890. — Wetterstrand, Der Hypnotismus. 1891. — v. Krafft-Ebing, Der Hypnotismus. Stuttgart 1892. — Schmidkunz, Psychologie der Suggestion. 1892. — Moll, Der Hypnotismus. 3. Aufl. 1895. — Großmann, Die Bedeutung des Hypnotismus. Suggestion als Heilmittel. Berlin 1894. — Forel, Der Hypnotismus. 7. Aufl. Stuttgart 1918. — Hirsch, Suggestion und Hypnose. 1893. — Löwenfeld, Lehrbuch der gesamten Psychotherapie. Wiesbaden 1897. — Löwenfeld, Der Hypnotismus. Wiesbaden 1901. — Mendel, der Hypnotismus. München 1891.

Janet, L'automatisme psychologique. Paris 1889. — Th. Lipps, Zur Psychologie der Suggestion. Leipzig 1897. — O. Vogt, Zur Kenntnis des Wesens und der psycholog. Bedeutung des Hypnotismus. Zeitschr. f. Hypnotismus Bd. III, IV, V. — Dessoir, Das Doppel-Ich. Leipzig 1896. — W. Wundt, Hypnotismus und Suggestion. Leipzig 1911. — Radestock, Schlaf und Träume. — Trömner, Das Problem des Schlafes. Wiesbaden. — Stoll, Suggestion und Hypnotismus in der Völkerpsychologie. Leipzig 1904. — Bechterew, Die Bedeutung der Suggestion im sozialen Leben. Wiesbaden 1905. — Lehmann, Aberglaube und Zauberei. Stuttgart 1898. — Verworn, Die sog Hypnose der Tiere. Jena 1898. — Mangold, Hypnose und Katalepsie bei Tieren. Jena 1914.

Weitere und speziellere Literatur bei Dessoir, Bibliographie des modernen Hypnotismus.

Register.

Amnesie 44. 55.
Analgesie 46
Autohypnose 24
Automatische Bewegungen 42
Automatisches Schreiben 104
Autosuggestion 26. 67

Baquet (Mesmers) 18
Bernheims Grade 33
Blasenbildung 49
Blindheit, hysterische 52
Blutungsstillstand 50
Braid 16
Braids Methode 22

Charcot 17
Charcots Grade 31

Dämmerzustände 86
Deleuzes Methode 19
Dichtung und Suggestion 106

Echopraxie 56
Eddyismus 95
Einbildung 70
Entlarvung Hypnotisierter 54. 80
Erinnerungsfälschung 57
Erinnerungslosigkeit, s. Amnesie
Erwecken 26
Erziehung und Suggestion 116

Faria 15
Farias Methode 21
Faszination 56
Forels Grade 34

Geistesstörung und Suggestion 85
Geschichte des Hypnotismus 10
Gewohnheiten, krankhafte 117

Goethe 15
Grade der Hypnose 30

Halluzinationen 4. 43. 47
Handauflegen 12
Hautblasen 49
Heilkunde und Suggestion 88
Herzschlag 50
Hypermnesie 56
Hypnotherapie 88
Hypnotisierbarkeit 27
Hypotaxie 41
Hysterie 70

Ideoplastisches Vermögen 29
Indische Methode 20

Katalepsie 30. 41
Kataleptischer Halbschlaf 72
Kathartische Methode 90
Katholische Wunder 96
Kopfuhr 45
Krieg und Suggestion 118
Kunst und Suggestion 105
Kurpfuscherei und Suggestion 94

Lebensalter und Hypnose 36
Lethargie 31
Liébault 17. 24
Liébaults Grade 32
Liébaults Methode 24
Liebe und Suggestion 100

Magnetismus 10
Massensuggestion 110
Menstruation 50
Mesmer 12
Methoden des Hypnotismus 18

Monoideismus 77
Mystik und Suggestion 102

Negative Halluzinationen 54

Objektive Zeichen der Hypnose 63
Operationen in Hypnose 46

Paracelsus 11
Persönlichkeitsverwandlung 53
Psychologie und Suggestion 82
Psychotherapeutisches Grundgesetz 89
Puységur 15. 20

Rapport 8. 30
Realität der Halluzinationen 51
Reflexvorgänge 47
Retroaktive Halluzinationen 57
Rosenkreuzer 12

Schauspielkunst 108
Schlaf und Hypnose, Schema 70
Schlafwandeln 45
Sinnestäuschungen, s. Halluzinationen
Sittlichkeitsverbrechen an Hypnotisierten 92
Somnambulismus 31. 34. 44
Somnolenz 40
Spaltung des Bewußtseins 60. 77
Spiritismus 5. 102
Statistik der Hypnotisierbarkeit 35

Stigmatisation 49
Stuhlgang 48
Suggestibilität, aktiv und passiv 76
Suggestion 9. 75
Suggestionsbehandlung 90
Suggestionserwartung 76
Suggestionsfestigkeit 81
Suggestion, Wesen der 74
Sympathische Vorgänge 48

Tabelle der Schlafgrade 37
Telepathie 6. 105
Termin-Eingebung 62. 81
Theorien der Hypnose und Suggestion 69
Tierhypnose 113
Träume 73. 84
Träume der Tiere 73

Verbrechen durch Suggestion 96
Verbrechen Somnambuler 97
Verwandlung der Person 53
Visionäre Erlebnisse 52
Vogts Methode 25

Wachsamkeit der Somnambulen 46
Wachsuggestion 65
Wider Willen Hypnotisierte 39

Zustand bei ep(post=)hypnotischen Handlungen 60
Zwangsvorstellung 68

Die krankhaften Erscheinungen des Seelenlebens. Allgemeine Psychopathologie. Von Privatdozent Dr. phil. et med. E. Stern. (ANuG Bd. 764.) Kart. M. 6.80, geb. . . . . M. 8.80

Der Verfasser behandelt, stets vom Normalen ausgehend und die mannigfachen Übergänge zwischen Gesundem und Krankhaftem aufzeigend, an der Hand von Beispielen und Krankengeschichten die verschiedenen Störungen des Seelenlebens, des Wahrnehmungserlebnisses, des Gefühls- und Vorstellungslebens, der Intelligenz sowie die des Wollens, Handelns und des Icherlebens und bringt zuletzt die Methoden der seelischen Krankenbehandlung zur Darstellung.

Die geistigen Krankheitszustände des Kindesalters. Von Dir. Dr. O. Mönkemöller. (ANuG Bd. 505.) Kart. M. 6.80, geb. M. 8.80. [In Vorb. 1921.]

Grundlagen der Psychologie. Von Prof. Dr. Th. Ziehen. In 2 Bänd. Buch I: Erkenntnistheoret. Grundlegung der Psychologie. Buch II: Prinzipielle Grundlegung der Psychol. Geh. je M. 24.—, geb. je . . M. 30.—

„Abschnitte wie die Kritik der Seelentheorien, über die Methoden, die allgemeine Charakteristik des Psychischen — ein besonders wertvolles Kapitel — dazu die steten geschichtlichen Überblicke, die Auseinandersetzung mit den neuesten Theorien, das alles macht die beiden Bücher dauernd schätzenswert." **(Zeitschrift für Philosophie und philosophische Kritik.)**

Über Vererbung psych. Fähigkeiten. V. Prof. Dr. W. Peters. Geh. M. 19.50

Nicht nur der Bedeutung, welche die Vererbungsphänomene für die allgemeine genetische Psychologie haben, sondern auch den Fragen, die von seiten der angewandten Psychologie aufgeworfen werden können, wird von dem Verfasser entsprechende Berücksichtigung zuteil.

Der Wille. Versuch einer psychologischen Analyse. Von E. Wentscher. Geh. M. 7.20, geb. . . . . M. 15.60

„Die Verfasserin behandelt das Willensproblem mit zahlreichen Ausblicken auf das reale Leben, besonders auch in der Erziehung, in schöner Form und äußerst anregender Darstellung, die in die einzelnen Theorien trefflich einführt." **(Frauenbildung.)**

Psychologisches Wörterbuch. Von Dr. F. Giese. (Teubners kl. Fachwörterbücher. Bd. 7.) Geb. . . . . M. 22.—

Umfaßt alles, was in den Rahmen der modernen Psychologie gehört: also nicht nur die sog. Sinnespsychologie, das Gedächtnis, Willen und Gefühlslehre, sondern auch die Gebiete der angewandten Psychologie: Intelligenzuntersuchungen, Eignungsprüfungen, Psychotechnik in Industrie, Verkehr und Kultur. Außerdem werden Völkerpsychologie, Psychologie der Massenseele, sowie die Grenzwissenschaften: Pathopsychologie, Hypnotismus usw. berücksichtigt.

Philosophisches Wörterbuch. Von Studienrat Dr. P. Thormeyer. 2. Aufl. (Teubners kleine Fachwörterbücher. Band 4.) Geb.. . M. 25.—

Gibt eine gemeinverständliche, auf wissenschaftlicher Grundlage beruhende Erklärung aller wichtigen philosophischen Fachausdrücke nebst deren häufigeren Verbindungen und Zusammensetzungen, wobei nicht nur der Begriffsinhalt, sondern auch die Geschichte des Begriffes und die sprachliche Herkunft der Fachausdrücke erläutert wird, ferner eine Darstellung der Hauptlehren von rund 100 der bedeutendsten Philosophen.

Okkultismus, Spiritismus und unterbewußte Seelenzustände. Von Dr. R. Baerwald. (ANuG Bd. 560.) Kart. M. 6.80, geb. . . . . M. 8.80

Eine knappe und fesselnde Darstellung der Hauptprobleme des Mystizismus.

Theosophie und Anthroposophie. Von Privatdozent Lic. W. Bruhn. (ANuG Bd. 775.) Kart. M. 6.80, geb. . . . . M. 8.80

Bietet vom wissenschaftlichen, philosophischen und religiösen Gesichtspunkt eine objektive Darstellung und Würdigung der gesamten theosophisch-anthroposophischen Bewegung von den ältesten mystischen bis zu den modernen anthroposophisch-theosophischen Lehren Steiners.

Verlag von B. G. Teubner in Leipzig und Berlin

Preisänderung vorbehalten

Aus Natur und Geisteswelt
Kart. je M. 6.80, geb. je M. 8.80

Zur Gesundheitspflege und Heilkunde
sind u. a. erschienen:

Nervensystem und Sinnesorgane. Von Hofrat Prof. Dr. K. v. Bardeleben. 2. Aufl. Mit 49 Abbildungen. (Bd. 4?2.)

Vom Nervensystem, seinem Bau und seiner Bedeutung für Leib und Seele im gesunden und kranken Zustande. Von Prof. Dr. R. Zander. 3. Aufl. Mit 27 Abbild. (Bd. 48.)

Leib und Seele in ihrem Verhältnis zueinander. Von Dr. phil. et med. R. Sommer. (Bd. 702.)

Die Sinne des Menschen. Sinnesorgane und Sinnesempfindungen. Von Hofrat Prof. Dr. J. K. Kreibig. 3., verbesserte Auflage. Mit 30 Abbildungen. (Bd. 27.)

Experimentelle Abstammungs- und Vererbungslehre. Von Professor Dr. E. Lehmann. 2. Aufl. Mit 27 Abbildungen. (Bd. 379.)

Abstammungslehre und Darwinismus. Von Prof. Dr. R. Hesse. 5. Auflage. Mit 40 Textabbildungen. (Bd. 39.)

Befruchtung und Vererbung. Von Dr. E. Teichmann. 3. Auflage. Mit 9 Textabbildungen und 4 Doppeltafeln. (Bd. 70.)

Fortpflanzung und Geschlechtsunterschiede des Menschen. Eine Einführung in die Sexualbiologie. Von Prof. Dr. H. Boruttau. 2. Aufl. Mit 39 Abb. (Bd. 540.)

Geistige Veranlagung und Vererbung. Von Dr. phil. et med. R. Sommer. 2. Auflage. (Bd. 512.)

Sexualethik. Von Prof. Dr. H. E. Timerding. (Bd. 592.)

Gesundheitslehre. 4. Auflage bearbeitet von Obermedizinalrat Professor Dr. M. v. Gruber. Mit 26 Abbildungen. (Bd. 1.)

Wie erhalte ich Körper und Geist gesund? Von Geh. Sanitätsrat Prof. Dr. F. A. Schmidt. (Bd. 600.)

Die Leibesübungen und ihre Bedeutung für die Gesundheit. Von Professor Dr. R. Zander. 4. Auflage. Mit 20 Abbildungen. (Bd. 13.)

Turnen. Von Prof. F. Eckardt. Mit einem Bildnis Jahns. (Bd. 583.)

Sport. Von Generalsekretär Dr. h. c. C. Diem. Mit 1 Titelbild u. 4 Spielplänen. (Bd. 551.)

Hygiene der Ehe. Von Prof. Dr. M. Freund. (Bd. 750.) [In Vorb. 1921.]

Gesundheitslehre für Frauen. Von Prof. Dr. K. Baisch, Dir. d. geburtshilflich-gynäkol. Abteilung d. Katharinen-Hospitals zu Stuttgart. 2. Aufl. Mit 11 Abb. (Bd. 538.)

Kosmetik. Ein kurzer Abriß der ärztlichen Verschönerungskunde. Von Dr. J. Saudek. Mit 10 Abbildungen im Text. (Bd. 489.)

Die Abwehrkräfte des Körpers. Eine Einführung in die Immunitätslehre. Von Professor Dr. med. H. Kämmerer. 2., verb. und verm. Aufl. Mit 52 Abb. (Bd. 479.)

Desinfektion, Sterilisation, Konservierung. Von Regierungs- und Medizinalrat Dr. O. Solbrig. Mit 20 Abbildungen. (Bd. 401.)

Säuglingspflege. Von Dr. E. Kobrak. Mit 20 Abbildungen. (Bd. 154.)

Körperliche Verbildungen im Kindesalter und ihre Verhütung. Von Dr. M. David. Mit 26 Abbildungen. (Bd. 321.)

Schulhygiene. Von Reg.-Rat Prof. Dr. L. Burgerstein. 4. Aufl. Mit 24 eingedr. Abb. (Bd. 96.)

Die krankheiterregenden Bakterien. Grundtatsachen der Entstehung, Heilung und Verhütung der bakteriellen Infektionskrankheiten des Menschen. Von Prof. Dr. M. Loehlein. 2. Auflage. Mit 33 Abbildungen. (Bd. 307.)

Die Geschlechtskrankheiten, ihr Wesen, ihre Verbreitung, Bekämpfung und Verhütung. Für die Gebildeten aller Stände bearbeitet. Von Generalarzt Prof. Dr. W. Schumburg. 5. Auflage. Mit 4 Abbildungen und 1 mehrfarbigen Tafel. (Bd. 251.)

Der Alkoholismus. Von Dr. G. V. Gruber. 2., verbesserte Auflage. Mit 7 Abbildungen im Text. (Bd. 103.)

Die Tuberkulose, ihr Wesen, ihre Verbreitung, Ursache, Verhütung und Heilung. Von Generalarzt Prof. Dr. W. Schumburg. 3. Aufl. Mit 1 mehrfarb. Tafel. (Bd. 47.)

Geisteskrankheiten. Von Geh.-Medizinalrat Direktor Dr. G. Ilberg. 2., verm. und verb. Auflage. (Bd. 151.)

Verlag von B. G. Teubner in Leipzig und Berlin

Preisänderung vorbehalten

Allgemeine Biologie. Redaktion: Geh. Hofrat Prof. Dr. C. Chun und Prof. Dr. W. Johannsen. Unter Mitwirkung von Dr. A. Günthart. (Die Kultur der Gegenwart. Hrsg. von Prof. P. Hinneberg. Teil III, Abt. IV, 1.) Mit 115 Abbildungen. Geh. M. 84.—, geb. M. 114.—

Abstammungslehre, Systematik, Paläontologie, Biogeographie. (Die Kultur der Gegenwart. Hrsg. v. Prof. P. Hinneberg. Teil III, Abt. IV, 5.) U. Red. v. Geh. Med.-Rat Prof. Dr. R. Hertwig u. Hofrat Prof. Dr. R. v. Wettstein. Mit 112 Abbildungen. Geh. M. 66.—, geb. M. 90.—

Zellen- u. Gewebelehre, Morphologie u. Entwicklungsgeschichte. (Die Kultur der Gegenwart. Hrsg. v. Prof. P. Hinneberg. Teil III, Abt. IV, 2.) 1. Botan. Teil. Unt. Redakt. v. Geh. Reg.-Rat Prof. Dr. E. Strasburger. Mit 135 Abbildungen. Geh. M. 42.—, geb. M. 56.40. 2. Zoologischer Teil. Unt. Redakt. v. Geh. Med.-Rat Prof. Dr. O. Hertwig. Mit 413 Abbildungen. Geh. M. 60.—, geb. M. 84.—

Einführung in die Biologie. Von Prof. Dr. Karl Kraepelin. 5., verb. Aufl. bearb. v. Prof. Dr. C. Schäffer. Gr. Ausgabe. Mit 461 Textbildern 1 schw. Taf. sowie 4 Taf. in Buntdr. u. 3 Karten. Geb. M. 35.—. Kl. Ausgabe. Mit 333 Textbild., 1 schw. Taf. sowie 4 Taf. u. 2 Karten in Buntdruck. Geb. M. 16.20

Einführung in die allgemeine Biologie. Von W. T. Sedgwick und E. B. Wilson. 2. Aufl. Dtsch. v. Dr. R. Thesing. M. 126 Abb. M. 18.—, geb. M. 21.—

Tierbau und Tierleben in ihrem Zusammenhang betrachtet. I.: Der Tierkörper als selbständiger Organismus. Von Prof. Dr. R. Hesse. II.: Das Tier als Glied des Naturganzen. Von Prof. Dr. F. Doflein. Mit 1220 Abbildungen und 35 Tafeln in Schwarz-, Bunt- und Lichtdruck nach Originalen erster Künstler. In Halbleder kompl. geb. M. 320.—. Mit Goldschnitt M. 375.—. Bd. I. allein nicht mehr lieferbar. Bd. II. in Halbleinen M. 137.50.

Grundriß der Zoologie für Studierende der Naturwissenschaften u. Medizin. Zum Gebrauch bei Vorlesungen und praktischen Übungen. Von Dr. C. W. Schmidt. Mit 308 Abb. Kart. M. 21.—

Zoologisches Wörterbuch. Von Dr. Th. Knottnerus-Meyer. (Teubners kleine Fachwörterbücher. Bd. 2.) Geb. M. 20.—

Anthropologie. Unter Redakt. von Geh. Med.-Rat Prof. Dr. G. Schwalbe und Prof. Dr. E. Fischer. (Die Kultur der Gegenwart, herausgegeben von Prof. Dr. P. Hinneberg. Teil III, Abt. V.) Geh. ca. M. 130.—, geb. ca. M. 150.—

Naturphilosophie. Unt. Redakt. von Geh. Reg.-Rat Prof. Dr. C. Stumpf. Bearbeitet von Prof. Dr. E. Becher. (Die Kultur der Gegenwart. Hersg. von Prof. P. Hinneberg Teil III, Abt. VII, 1.) Geh. M. 48.—, geb. M. 76.80

Verlag von B. G. Teubner in Leipzig und Berlin

Preisänderung vorbehalten

Systematische Philosophie. (Die Kult. d. Gegenw., hrsg. v. Prof. P. Hinneberg. Teil I, Abt. VI.) 3. Aufl. M. 90.—, geb. M. 111.60

„Die Hervorhebung des Wesentlichen, die Reife des Urteils, das Fernhalten alles Schulmäßigen und Pedantischen, die Klarheit und Sorgfalt des sprachlichen Ausdrucks — dies alles drückt den einzelnen Abhandlungen den Stempel des Klassizismus auf." (Jahrb. d. Philosophie.)

Zur Einführung in die Philosophie der Gegenwart. Von Geh. Rat Prof. Dr. A. Riehl. 6. Aufl. Geh. M. 14.—, geb. M. 18.—

„...So steigt ein Stück geistiger Menschheitsgeschichte in seinen wesentlichen Umrissen mit herauf, und indem wir uns um die Sache bemühen, lernen wir große Menschen kennen, die für uns gelebt haben und uns einladen, mit ihnen zu leben." (Tägliche Rundschau.)

Einleitung in die Philosophie. Von Prof. Dr. H. Cornelius. 3. Aufl. Geheftet M. 32.—, gebunden M. 36.—

„Ein Werk, das aus der Fülle von Wissen, aus dem Reichtum von Erfahrung, aus dem Sehnen und Hungern des Erkenntnistriebes heraus geschrieben ist...." (Der Tag.)

Persönlichkeit und Weltanschauung. Psych. Untersuch. z. Religion, Kunst u. Philos. V. Dr. R. Müller-Freienfels. M. Abb. i. T. u. a. 5 Taf. M. 18.—, geb. M. 27.—

„Verf. zeigt eine ganz hervorragende Fähigkeit, weite, zum Teil noch kaum bearbeitete Gebiete der psychologischen Welt zu überschauen, zu ordnen und dem Leser fesselnd zu machen...." (Preußische Jahrbücher.)

Himmelsbild und Weltanschauung im Wandel der Zeiten. Von Prof. Fr. Troels-Lund. Aut. Übersetzung von L. Bloch. 4. Aufl. Geb. M. 22.50

„... Es ist eine wahre Lust, diesem kundigen und geistreichen Führer auf dem nie ermüdenden Wege durch Asien, Afrika und Europa, durch Altertum und Mittelalter bis herab in die Neuzeit zu folgen." (Neue Jahrbücher für das klassische Altertum.)

Aus der Mappe eines Glücklichen. Von Wirkl. Geh. Oberreg.-Rat Ministerialdirektor Dr. R. Jahnke. 5. Aufl. Kart. M. 15.—

„...Diese Blätter können allen denen nicht warm genug empfohlen werden, die über wertvolle Fragen des Lebens nachdenken und sich anregen wollen." (Monatsschr. f. höh. Schul.)

Des Menschen Sein und Werden. Schaffen und Schauen. Band II. 3. Aufl. Geb. M. 35.— Auch in 2 Teilbänden erhältlich: 1. Menschenleben. Leib und Seele. Lebensführung. M. 15.—. 2. Geistesleben. Kultur. Wissenschaften. Philosophie. Kunst. Religion. M. 20.—

Führt in die tieferen Zusammenhänge der deutschen geistigen Welt der Gegenwart ein und zeigt das Werden unserer geistigen Kultur, Wesen und Aufgaben der wissenschaftlichen Forschung wie im allgemeinen der Geistes- und Naturwissenschaften im besonderen, die Bedeutung der Philosophie, Religion und Kunst als Erfüllung tiefwurzelnder menschlicher Lebensbedürfnisse.

Charakterbegriff und Charaktererziehung. Von Oberstudienrat Prof. Dr. G. Kerschensteiner. 3. Aufl. [U. d. Pr. 1921.]

„Es gibt nur ganz wenige Schulmänner in der Gegenwart und Vergangenheit, die in dem Maße wie K. die Aufmerksamkeit der pädagogisch interessierten Zeitgenossen auf sich gelenkt und ähnlich weiten und tiefen Einfluß auf das pädagogische Denken und Tun der Mitwelt ausgeübt haben. All seine Schriften zeigen vielseitiges Wissen und reiche Literaturkenntnis, tiefe Lebenserfahrung und Weisheit und eine feine Beobachtungsgabe; dazu sind sie überaus anregend geschrieben und fordern beständig zur Stellungnahme heraus." (Päd. Zeitung.)

Verlag von B. G. Teubner in Leipzig und Berlin

Preisänderung vorbehalten

MIX
Papier aus verantwortungsvollen Quellen
Paper from responsible sources
FSC® C105338

If you have any concerns about our products,
you can contact us on
ProductSafety@springernature.com

In case Publisher is established outside the EU,
the EU authorized representative is:
**Springer Nature Customer Service Center GmbH
Europaplatz 3, 69115 Heidelberg, Germany**

Printed by Libri Plureos GmbH
in Hamburg, Germany